U0053961

方集出版社

助產實務
Midwifery Practice
健康照護

國內第一本以婦女為中心及實證為基礎的護理助產專書。

適合目前在臨床產科單位服務的相關醫療人員閱讀，

以增進臨床的實務照護能力，

適合一般孕產期的婦女及其家屬參閱的工具書。

主編 高千惠

編者 高美玲／周雪棻／李嘉雯

張靜宜／方月吟

目　次

第一章 緒論

高千惠　編著

　　健康照護是一項以專業能力為導向的實務學門，其專業能力必須透過認知之歷程，並經由實務操作以統整並建構護理專業知識、態度與技能。國內外教育學者強調，認為認知的考試（紙筆測驗）是無法正確驗證學習者護理專業能力，但目前我國的健康照護執照考試及多數課程仍以紙筆測驗方式來評量學生之學習成效。然而，學生的護理助產實務能力是無法經由紙筆測驗之測量方式被正確、完整的評量。

　　過去在健康照護學業界均曾發現健康照護人員於執業時實務能力發生缺失，造成服務個案受到傷害的經驗，例如在2003年北城醫療事件後，引起社會廣泛討論。健康照護實務界深感初入職場的新人，無法在臨床展現應有的專業能力，故實務機構必須再投入大量人力與成本，重新訓練健康照護新人的實務能力，面對此狀況實務界數度提出沉重呼籲，期望教育界能加強學生護理助產實務能力的訓練與評核。由此而知，強化學生於專業照護的實務能力對其護理助產照護品質管控是非常重要的。

　　此外，在多元入學管道與回流教育政策實施後，技職教育強調必須補強學生不足之專精實務能力，繼續銜接學生過去經驗，獲得更進階之專業知識與技能，避免重複學習、浪費學生之教育

資源與時間。在健康照護技職教育學生中常有多年工作經驗的學生加入，系上為提供適當的銜接補強教學，建置助產能力鑑定模式的執行，以落實推動多元能力鑑定、鼓勵學生自學、銜接學生過去實務經驗、作為抵免學分的依據，以及確保畢業學生護理助產專業能力的養成，以達到畢業即就業的無縫接軌。

一、宗旨

1. 確保本系畢業生之助產專業能力，達成畢業即就業之教育目標。
2. 提供各醫療機構選才、評鑑助產能力檢定之參考。
3. 提升學生自學的風氣，進而落實「終身學習」的教育理念。

二、特色

1. 本測驗係標準參照測驗（criterion-referenced test），有明確能力指標。
2. 本測驗強調實作能力的鑑定，主要為模擬情境之助產專業能力考試，考試範疇包括第一孕期初診產前檢查與指導、第三孕期產前檢查與指導、待產評估、舒適技巧、分娩技能、新生兒評估、母乳哺餵七站能力鑑定考試。
3. 符合國內真實助產臨床情境。

　　本書可以做為護理助產教師鑑定學生的助產專業能力的參考，醫院相關部門評鑑工作人員的助產照護能力外，更可做為將踏入產科領域之助產人員、護理人員在專業能力上自我學習的指引，共同為提升婦女及其家人的照護品質而努力。

第二章　使用說明

高千惠　編著

本章節將就考試過程、考試內涵與指標分別做說明。

一、考試過程

於考試二周前系上召開助產能力考試說明會。目的在於向學生說明考試時間分配、集合時間與地點，並提醒穿著適當的衣服、鞋子、配戴名牌等，並進行考生疑問解答。

考試當天，學生至指定地點集合，點名後會發給學生一個文件夾，文件夾內有一張蓋有系章的白紙(目的在於提供給考生，於考試過程中提供紀錄或摘要用，於能力鑑定考試後需回收，不可帶離考場)。此外，文件夾內還有滿意度調查表及意見表，請考生考畢能力鑑定考試後，幫忙填寫。

當考試時間到達前約5分鐘，工作人員將會引導學生進入考場，並請學生於工作人員引導下於各考站前就定位。學生有30秒時間於考站門前觀看個案情況介紹內容，之後依照指令敲門進入考場考試。

每場考試有不同的考試時間，在規定的考試時間到達前3分鐘會先響第一次鈴，也就是第一次鈴響時，提醒考試時間還有3

分鐘。第二次鈴響時，則表示考試時間到，學生聽到第二次鈴響時即需放下手邊工作，不可再進行任何活動。如學生完成所有考試的關鍵行為，但考試時間尚未到達時，學生可決定向考試老師說明自己已完成所有關鍵行為。當場考試老師會向考生詢問：「您已確定完成所有關鍵行為了嗎？」當學生表達：「是的，我已完成所有關鍵行為」。此時即代表考試結束。

　　本測驗係標準參照測驗（criterion-referenced test），有明確能力指標。也就是每一站的關鍵行為於考前是已經公布的。而每一站的關鍵行為是身為助產人員必須具備的能力。因此學生只要能依照關鍵行為做出各項要求，即可通過此站考試。相對的，如有任何關鍵行為未執行或執行錯誤，這站考試則會被宣布「不通過」。所以考試結果只有「通過」與「不通過」這二種結果。

　　考試過程有二類老師，分別為「考試老師」及「仲裁老師」。「考試老師」在考試過程中與學生在一起，注意考生的能力展現是否符合該站的關鍵行為，當場「考試老師」是一位評量者，不具有教學及指導的角色功能。當學生的表現不符合關鍵行為或即將危害到標準化媽媽或病人的時候，「考試老師」會按下計時器，向學生宣布此場考試「暫停」。然後向在考站外的「仲裁老師」說明該學生的關鍵行為未達成或有危害到病人安全的原因等違反關鍵行為的事實。「仲裁老師」在聽過「考試老師」的描述及閱讀相關資料後，會進入考站內(此時考試老師須站在站外，不須和仲裁老師一起入考站)，並以站在學生的立場，檢視學生於考試時是否有違反關鍵行為，進而判斷考試結果。也就是如果「仲裁老師」判斷後，決定考生並未違反關鍵行為，則會與站外的「考試老師」宣布這場考試將繼續考下去。此時「考試老師」則進入考站，按下計時器繼續考下去。如「仲裁老師」判斷

考生的確違反關鍵行為，則此場考試結束。其結果為「不通過」。

　　所以考試結果是當場宣布的，也就是說學生考完後「考試老師」會當場宣布考試結果，並填寫相關文件。學生在被告知考試結果後也必須在文件上簽字，表示知道考試結果。考試結果包括是否有通過這站的能力鑑定，如這站沒有通過，原因是因為那些關鍵行為未達到標準。如學生不同意考試結果，也可以在紀錄單上記錄相關意見。日後再由仲裁老師進一步協助澄清。

二、考試的內涵及指標

　　考試內含包含通用範圍及考站範圍。通用範圍是整個考試過程中，如有需要時，須完全遵行的項目及關鍵行為；考站範圍則是指在某考站中勢必要出現的關就行為。

表2-1　助產專業能力鑑定模式之能力項目及考試範圍

考試範圍 能力項目 服務對象	通用範圍 當情境出現時所有能力項目及關鍵行為均要符合	考試範圍 考題必須包含的範圍
一、懷孕期婦女	1.臨床決策 2.無菌	第一孕期產檢及指導 第三孕期產檢及指導
二、待產及生產期婦女	3.避免情緒傷害 4.人際關係 5.避免身體傷害	待產評估 待產期舒適技巧 接生技能
三、產後婦女及新生兒	6.親密連結 7.教學	新生兒身體評估 母乳哺育

　　鑑定指標包含通用及考試的能力項目及關鍵行為。詳細介紹如下：

（一）通用範圍

　　本通用範圍乃參考鍾聿琳等人合著的《產科臨床護理專業能力鑑定指標與過程》的內容，因為本書作者群也認同只要是照護的對象是「人」，都必須被尊重、保護、與支持。通用範圍項目包括臨床決策，無菌，避免情緒傷害，人際關係，避免身體傷害，親密連結（Bonding）及教學（Teaching）等七個能力項目。詳細說明如下：

指標	注意事項
通用範圍(Overriding area of concern) 通用範圍的關鍵行為是在整個考試時都必需遵行的，包括臨床決策，無菌，避免情緒傷害，人際關係，避免身體傷害，親密連結（Bonding）及教學（Teaching）等七個能力項目，每個項目下均有其關鍵行為。若有違背任何一項通用範圍中的關鍵行為均將造成此臨床考試的失敗行為。	

（一）臨床決策（Clinical decision making）

臨床決策是護理實務中解決問題的一個過程，在此過程中要能針對服務對象的情境並依據學理及醫院的流程選擇適當的護理措施。臨床決策的能力應是要展現於護理過程中的每一個階段，但通常臨床決策能力是在其執行關鍵行為（Critical elements）時可觀察到的。受試者決定不要執行某一項關鍵行為時，必須在不執行的當時以口頭方式向考試老師說明原因。考試老師或考場老師會決定這項決策是否適當及對這次考試的影響。

在多變的臨床情境中，能做正確的臨床決策是護理人員重要的一項能力。

它必須是在統整護理知識理論及原則，並把握住護理是科學也是藝術的原則後，執行最能符合服務對象權益的護理活動，而不是完全依照經驗及常規來處理。依據臨床決策所執行的護理活動應該是：

1.合法且符合倫理的

2.有理論或研究支持的

3.不違背護理作業程序

4.適用於您所寫的護理診斷並能達到目標

例如：考試老師給予考題為：冷熱敷，但臨床上當您要應用冷熱敷來促進王太太之舒適時，王太太主訴「我不喜歡用冷或熱的東西在身上。」此時受試者進一步評估王太太的經驗，發現王太太真的不喜歡且不願接受此護理方式，則受試者應以口頭方式向考試老師說明待產婦王太太不適用此方式護理，故不予以執行，這即是

臨床決策。若受試者依考題執行，未考慮服務對象的需要性，強迫執行後，造成王太太極大的不適，則表示受試者臨床決策能力不足，不能通過此臨床考試。

（二）無菌（Sepsis）

防止細菌的侵入或傳染（執行照顧前或中均應洗手才符合無菌的原則，任何違反無菌原則的活動，均將造成臨床能力展現考試失敗）。

1. 每一場臨床考試在執行階段開始前，受試者必須在考試老師面前洗手。
2. 防止自己被污染。
3. 防止服務對象被污染。
4. 棄置污染物於指定處。
5. 有需要時則建立無菌區。

任何違反無菌原則（內科或外科無菌）的關鍵行為均會導致臨床考試失敗。在執行階段開始前，受試者要主動告知考試老師您要洗手。並確定您洗手的動作，考試老師有看到。受試者必須隨時洗手以確保清潔或預防服務對象有被感染的機會。例如：受試者進入病房，在未洗手前立即檢查點滴注入處或調整點滴，或評估生命徵象，均導致此臨床考試的失敗。

所有護理活動均應遵行，全面保護措施（universal precaution）的原則。例如處理服務對象的體液或分泌物時。例如：您在執行會陰沖洗時，沖洗過的沖洗棉棒要事先備好丟棄的容器，不要將無菌的沖洗

	棉棒與使用過的沖洗棉棒放在一起或互相污染，否則將導致此次臨床考試失敗。 例如：先瞭解待產婦是否已破水，已破水者受試者一定要使用消毒過的容器及溶液來執行會陰沖洗的技術。
（三）避免情緒傷害（Avoidance of emotional jeopardy） 避免威脅服務對象及其家屬情緒健康（emotional well-being）的態度或行為，包括不正確的行為或某一行為之忽略。	受試者提供護理活動應以促進服務對象的情感健康為主，若考試老師認為受試者有任何行為威脅到服務對象或家屬的心理健康，也會導致臨床考試的失敗。例如：待產婦分娩時，受試者若有以下之反應：「您再不努力用力，胎兒就有危險了」，「您再這樣大叫我們就都走了」，「問這麼多做什麼？我講了您也聽不懂」等，均算造成情緒傷害；或以任何方式責罵或威脅待產婦，或在待產婦、家屬要求幫助時，不理睬待產婦等也都屬於。例如：產婦大叫「我感覺快生了！」，受試者回答「怎麼可能，我剛剛才檢查過！」；或者待產婦主訴「我插導尿管的地方怪怪

	的」，受試者回答「插導尿管本來就會怪怪的，習慣就好」。受試者應避免以上之行為或態度，以免造成對服務對象情緒的傷害而考試失敗。
（四）人際關係（Interpersonal relationship） 以服務對象或家屬為中心的語言或非語言的互動。 1. 在執行階段開始時，能利用以下方式與服務對象建立語言上的溝通	受試者與服務對象必須互動以建立專業性的人際關係，任何行為影響這種關係的建立均可導致臨床考試的失敗。
（1）介紹自己。	例如：受試者在介紹自己時，可說：「陳太太，早安！我是張小惠護士（護理系學生或護理師）下面的二～三個小時是由我負責來照顧您」。
（2）解釋即將執行的護理活動。	例如：「我將為您量血壓、體溫並協助您沖洗會陰」。
（3）用手觸摸（Touch）新生兒。	受試者可示範如何抱小寶寶，但要注意清潔的原則。
2. 至少用以下一種方式與服務對象語言互動	

（1）至少向待產婦詢問一次其對護理活動的反應。	例如：在擦澡後，受試者可問待產婦：「您覺得如何？」或在幫忙待產婦執行呼吸技巧或按摩後，受試者可問待產婦：「我幫您按摩後，您覺得如何？」
（2）至少向待產婦詢問一次其舒適的狀況。	例如：「您是否較舒適？」
（3）進行以待產婦為主導的溝通。	例如：當待產婦向受試者提到「小姐，您不知道我昨天在家裡的時候好緊張…」，受試者可說：「您可否談談當時的狀況……」。或當待產婦向受試者提到「小姐，我肚子好痛，還要痛多久？」受試者可說：「您是那個部位痛，多久痛一次？…」盡量要引導並澄清服務對象欲談之話題，不可強迫服務對象配合受試者的護理活動或談話主題，否則將以不能進行以服務對象為主導的溝通而造成考試失敗。

（4）與新生兒講話。	例如：一邊擦乾新生兒身體，一邊說：「寶寶乖，你長得真可愛。」
3. 用服務對象可以瞭解的語言溝通	利用助產師(護理師)、待產婦與考試老師均可以瞭解的語言。
4. 語言表達不可有輕視、侮辱、哄騙之意。	適當的、人性化的稱呼服務對象，所用的語言絕不要有性騷擾、種族及宗教歧視等涵意，否則將導致臨床考試的失敗。
5. 肢體語言的表達不可有輕視、侮辱及哄騙之意。	肢體言語亦不要有以上所指的負向涵意，同樣亦可導致臨床考試的失敗。
（五）避免身體傷害（Avoidance of physical jeopardy）避免威脅到服務對象身體健康（physical weII-being）的任何行為（或因忽略了某種行為）。在整個考試的過程，受試者都要對服務對象的安全負責，若受試者因忘記報告服務對象重要臨床的變化，或執行了不正確的護理活動而導致服務對象	受試者要能在所有的狀況中維護服務對象的安危。例如：在執行會陰沖洗時，水溫要合宜，避免燙傷待產婦。

身體的安全遭到潛在性威脅，或導致服務對象身體的安全受到傷害，則整個考試算是失敗。	
（六）親密連結（Bonding） 適當時機促進父母親與新生兒（或胎兒）的親密互動。	親密連結，在此被定義為父母親與新生兒的互動，而此時的互動，影響將來親子關係的發展，故執行促進親子互動的護理活動，在以家庭為中心的產科護理是非常重要的。
1. 詢問父母親對新生兒感想。	例如：「您第一眼看到寶寶的時候，您感覺如何？」、「您覺得寶寶像誰？」、「新添了個寶寶，覺得如何？」
2. 合宜稱謂嬰兒。	依照父母親對新生兒的稱呼來稱呼新生兒，或詢問父母親希望他人如何稱呼新生兒，以父母允許的方式稱謂新生兒，如此可讓父母親感受到新生兒是一個單獨的個體，需要花時間去認識並了解新生兒。實際能協助父母親判斷新生兒的需求，並教導父母親如何反應。

3. 引導父母親對新生兒的行為做出反應。	例如：「小寶寶，吃飽了還哭，可能是尿布濕了，要不要檢查一下尿布」。或者，新生兒一直用舌頭推出奶頭，則告知父母親：「我們是否檢查一下小寶寶，看他是否吃飽了！」
4. 用言語鼓勵父母親執行照顧活動。	例如：「寶寶的眼睛睜得很大，您要不要跟他說說話？」「寶寶的手動來動去，您要不要握握他的手？」
5. 對父母親及新生兒或胎兒互動的行為提出正向加強至少一次。	例如：「您協助寶寶吸吮乳房，您做得很好！」「您撫摸著肚子，寶寶一定感受到您在安撫他，您做得很好！」「您剛剛與寶寶說話，他一定很高興，您做得很好！」
（七）教學（Health teaching）運用教學過程提供護理指導。（凡出現護理指導四字，則必須應用教學項目的關鍵行為）。	在產科護理的領域中，能對服務對象及家屬完成其所需的健康指導是一項重要能力。在所有關鍵行為中出現「護理指導」四字時即表示要展現整個教學的過程，包括評估學習需求、執行及評量教學並記錄。

1. 至少利用以下兩種以上方式評估學習需求。 （1）在提供建議或解決方式前鼓勵服務對象表達意見。	例如：「您了解緩減疼痛的方法嗎？」
（2）確認或澄清服務對象的問題。	例如：「您想要了解子宮收縮時，如何減少腰背的酸痛感，是嗎？」
（3）針對討論的問題，允許服務對象以沉默（不超過30秒），表達看法或發問的方式進一步探索主題。	討論問題時，鼓勵服務對象發問、說出自己的看法，能允許服務對象想一想再發問，而不要一直是護理人員在說話。
2.執行教學的過程時 （1）至少詢問服務對象一次有關他對教學內容的了解。	例如：「您對我剛才講的內容是否了解？」「您是否還有其他疑問？」
（2）教學語言符合服務對象了解的程度。	避免使用醫學術語且要了解服務對象教育及認知的程度。
（3）當服務對象表達不了解時能調整內容或教學方法。 （4）對於符合教學目標的服務對象行為給予正向加強。	例如：「您做的非常正確，很好！」
（5）不用哄騙、輕視、污辱的語言。	

（6）不用哄騙、輕視、污辱的肢體語言。	注意肢體及用字，避免輕視或污辱的含意，例如：「怎麼連這個都不會，我已經教您好幾次了。」「我不是已經教過了嗎？怎麼還問？我不是沒事做的！」
（7）尊重文化的差異；至少做到以下一項。	服務對象可能來自不同族群，不同族群針對生產、分娩均有其特別的信念，護理人員應在不危害服務對象的情況下，予以尊重與協助。
①鼓勵服務對象說出信念價值。	例如：「您是否願意談談您待產期間的禁忌？」
②能與服務對象討論其信念價值。	例如：「我們來討論以下可能有的適當飲食又不違背您吃素拜佛的理念。」
③以服務對象的信念價值提供教學內容。	例如：待產婦說：「小姐，我媽媽要我產後喝生化湯！」，醫護人員應瞭解產婦對生化湯的看法，並告知：「喝生化湯是我們中國傳統醫學的一部份，一般而言，其對坐月子是很好的，因為其藥方中包含：

	桃仁，當歸，川芎，黑棗，灸草，其中桃仁可使子宮收縮，促進產後復舊，但因每人的體質狀況不同，故建議基本上仍要讓中醫師診察後，再決定何時吃，要吃多少劑及吃多久才是合適的。」
3. 至少利用以下一種評量教學成效。 （1）安排服務對象回答問題。 （2）安排服務對象回覆示教。 4. 記錄教學過程及成效。	記錄時，需呈現教學評估、執行方法及評量成效，若有一項未呈現，則會導致臨床考試失敗。

（二）考站範圍

　　助產專業能力鑑定的考站共有七站，分別為第一孕期產前檢查與指導、第三孕期產前檢查與指導、待產評估、待產期舒適技巧、接生技巧、新生兒身體評估、母乳哺育等七站。以下章節將分別介紹。

第三章　第一孕期產前檢查與指導

李嘉雯　編著

　　懷孕過程是一連串生理與心理變化的過程，產檢的目的是要監測懷孕過程中母體及胎兒的健康狀況。助產人員必須清楚知道孕婦的健康，如生心理及飲食營養背景，預防及早期發現問題，如有問題則可早期處理減少問題的嚴重性。

一、關鍵指標及相關學理

（一）依據病歷表單（表3-1）完成疾病史、孕產史、生活史及家庭史的收集

1. 疾病史：需要了解孕婦曾經或目前患有的疾病狀況
   (1) 住院史：需要了解孕婦是否因為疾病或意外而住過院，以及是否因疾病或意外而開過刀。
   (2) 服用藥物：需要了解孕婦目前是否有用藥，如有，藥物名稱為何？藥物作用為何？藥物劑量是多少？此藥當吃多少？

   依美國食品藥物管理局的建議，將孕期用藥分為ABCDX類：A、B類藥物對孕婦及胎兒大致安全，C類藥物則沒

有直接證據顯示對孕婦及胎兒造成危害。

A類─在人類沒有致畸型之慮，為安全的藥物，孕期維他命即屬此類。

B類─動物實驗無胎兒危害，但沒有人類的研究報告，例如penicillin，一般孕期仍可使用。

C類─在人或動物沒有適當的研究或動物實驗中對胎兒有不良作用，如某些抗精神症狀藥物：Lorazepam,Haloperidol，在使用上就要小心諮詢。

D類─對胎兒有不良影響，除非母體疾病必須否則不建議孕期服用。如一些抗癲癇藥物：Carbamazepine及Phenytoin。

E類─會對胎兒有造成畸胎的作用，一般孕期是禁用的。如治療青春痘藥物：Isotretinoin，會引起胚胎神經系統、臉部、心臟發育異常。

(3) 過敏史：需要了解孕婦是否因為藥物或食物過敏。

2. **孕產史：一般包括月經史、性生活史、孕產史**

(1) 月經史：需了解孕婦初經幾歲來的，月經規則性，是否有血塊，有無痛經，以及詢問最後一次月經的第一天日期。

(2) 性生活史：目前是有無性行為、是否有固定伴侶、性行為的頻率及性交時是否會疼痛。

(3) 產科史：孕產史紀錄的相關醫療術語及記錄方式，一般有兩種記錄方式：

A. TPAL：T(Term)足月產數目，P(Preterm)早產數目，A(Abortion)流產次數，L(Live)現存小孩數目。

B. GPA：G(Gravida)胎次，P(Para)產次，AA(Artificial Abortion)人工流產，SA (Spontaneous Abortion)自然流

產。

孕產史需收集以下資料：

A 過去孕產史：是否有妊娠相關疾病，例如：妊娠糖尿病，妊娠高血壓等；流產（自然，人工）；自然產，剖腹產。

B 是否曾經避孕、避孕方式。

C 是否做過子宮抹片，詢問最近做的日期及結果。

3. **家族史：遺傳病及重大疾病的狀況**

4. **生活史**

   (1) 家族情況:同住成員互動情形會影響孕婦的身心健康

   (2) 職業狀況: 久坐或久站的職業可能會影響母體及胎兒的狀況

   (3) 有無壓力: 生活壓力可能會影響母體的心理健康

   (4) 抽菸、喝酒及檳榔:孕婦應避免菸酒檳榔的不良習慣

表3-1　孕產婦基本資料收集單

孕產婦姓名：OOO 年齡：_____ 歲

項目	內容
疾病史	1.疾病：無□，有□，何種疾病：_____
	2.住院史：無□，有□，手術史：無□，有□ 原因：_____
	3.服用藥物(現在使用、已補保健食品) 無□，有□，藥物名稱及服用原因：_____
	4.過敏史：無□，有□，過敏情形：_____

孕產史	1.月經史：初經年齡為 ＿＿ 歲，多久來一次 ＿＿ ，每次來多久 ＿＿ ，量 ＿＿ 、有無血塊 ＿＿ 、有無規律性 ＿＿ 、有無痛經 ＿＿ 最後一次月經的第一天日期：＿＿＿＿＿
	2.性生活史：有無性行為 ＿＿ 、是否有固定性伴侶 ＿＿ 頻率 ＿＿ 、性交是否會疼痛 ＿＿＿＿
	3.產科史：G ＿＿ P ＿＿ 活產數為 ＿＿＿＿ 、流產數：＿＿＿ 、生產方式 ＿＿＿
孕產史	4.有□　無□　避孕方式、使用時期：＿＿＿＿
	5.有□　無□　驗孕
	6.有□　無□　做子宮抹片，最後一次做的日期為：＿＿＿＿＿ 結果為：＿＿＿＿＿
家庭史與生活史	1.遺傳或重大疾病：無□，有□ 疾病狀況：＿＿＿＿＿＿
	2.家族狀況：
	3.職業狀況：
	4.有無壓力：
	5.抽菸：無□，有□；＿＿＿＿＿ 喝酒：無□，有□；＿＿＿＿＿ 檳榔：無□，有□；＿＿＿＿＿

（二）詢問之前的懷孕及生產經驗（初孕婦可省略），此胎是否為計劃性懷孕及對此次懷孕的期待

　　妊娠心理評估是產前檢查重要的一環。在懷孕期間，孕婦或多或少都會經歷心理上的情緒變化，例如從疲憊到興奮。從社會

心理的角度來看，懷孕被認為是一種特定的高度情緒化的狀態，也是一種壓力源(Bjelica, Cetkovic, Trninic-Pjevic, & Mladenovic-Segedi, 2018)。以下分別說明經產婦及初產婦的心理狀況。

　　醫療人員了解經產婦之前的懷孕及生產經驗將有助於提供個別性照護需求，例如有前胎胎死腹中、重複性流產、或是自然產失敗後剖腹產等經歷的孕婦，在此次懷孕，醫療人員需要與婦女建立信任關係及應用傾聽技巧來協助孕婦提升母職的自信心。劉玉秀及余玉眉(1997)的研究指出經產婦所執行的母性任務包含維護胎兒安全、確認家人認同胎兒、以及生活型態的轉變，對經產婦而言維護胎兒安全是極為重要的。

　　初產婦在懷孕過程中會對懷孕感到好奇及驚訝，在沒有感覺到胎兒的存在時，會問自己「我真的懷孕了嗎？」，以及關心自己的身體變化，也會開始幻想自己是怎樣的母親，也會幻想胎兒的性別、長相，以及胎兒在子宮內是怎樣的情形。為了腹中胎兒，婦女開始學習放棄一些不良習慣或調整生活習慣，例如改穿平底鞋、戒菸酒、早睡及不熬夜等。潛意識開始接受文化傳統習俗禁忌，例如不拿剪刀、針線、不搬家、會告訴旁人勿拍他的肩膀、不參加任何喜慶、不吃冰品及冷飲等。另外會透過音樂、撫摸、光照、說故事及閱讀來跟胎兒互動，孕婦相信經由上述活動可以刺激胎兒使其產生反應 (高美玲等，2020)。

　　根據Rubin (1976)指出婦女於懷孕期間將會進行以下母性任務：

1. 確保懷孕及分娩過程母子平安：按時產檢，遵守醫護人員的指導，攝取均衡營養，遵守民俗禁忌。
2. 接受腹中胎兒：孕婦本身及重要家人能夠接受腹中胎兒。
3. 生活形態的調整，學習包容及給予：整個懷孕期，孕婦

都在調整自己以及提供最好的生長環境給胎兒，例如孕
婦懷孕前很愛吃甜食及手搖杯，懷孕後必須調整飲食習
慣，盡量少吃甜食及手搖杯。

4. 發展母胎依附關係：第一孕期雖然無法感受到胎兒的存
在，孕婦藉由妊娠試驗呈陽性及孕吐與腹中胎兒產生連
結關係。順著時間進展、經由胎動更明顯與胎兒建立連
結關係。

因此，孕婦經由進行以上之孕期母性任務，可知孕婦對懷孕
是有期待的。

> **（三）收集孕婦以下資料，並記錄於記錄表上：孕前
> 體重、依照孕前體重算出其身體質量指數值、
> 及其體重分類（體重不足、理想體重、體重過
> 重）、目前妊娠週數、目前體重、體重增減**

1. 孕前體重：孕前及孕期體重變化與胎兒健康是有相關性的，孕
前低體重婦女所產下的新生兒有較高機率是低體重兒。而孕
前體重過重婦女所生產的新生兒有較高機率在未來罹患心血
管疾病、高血壓及糖尿病等疾病。故準備懷孕的婦女應維持
適當的體重（高美玲等，2020）。

2. 在懷孕期間，體重增加的幅度會因孕前的身體質量指數
(BMI) 有所個別性。身體質量指數 $(BMI) = $ 孕前體重 (公斤)/ 身
高 ^{2} (公尺 ^{2})。衛生福利部國民健康署 (2018) 根據美國婦產科
學會 (ACOG) 及美國營養學會 (ADA) 孕期建議體重增加狀況
如表 3-2。

表3-2　孕期建議體重增加量

懷孕前之身體質量指數*	建議增加重量(公斤)	12週後每週增加重量(公斤/週)
<18.5	12.5～18	0.5～0.6
18.5～24.9	11.5～16	0.4～0.5
25.0～29.9	7.0～11.5	0.2～0.3
≥30.0	5～9	0.2～0.3
雙胞胎	15.9～20.4	0.7
三胞胎	總重22.7	-

3. 依照孕前體重算出其身體質量指數值、及其體重分類（體重不足、理想體重、體重過重）

   (1) 計算身體質量指數(BMI)公式＝孕前體重(公斤)/身高^2(公尺^2)。

   (2) 根據衛生福利部國民健康署(2016)成人健康體重標準如表3-3。

表3-3　成人健康體重標準(福利部國民健康署，2016)

18歲（含）以上的成人BMI範圍值	體重是否正常
BMI＜18.5 kg/m^2	體重過輕
18.5≦BMI＜24 kg/m^2	健康體重
24 kg/m^2≦BMI＜27 kg/m^2	體重過重
BMI≧27 kg/m^2	肥胖

4. 計算預產期方式如下：

   (1) Nagele's Rule：若有規則月經週期可使用此方式。最後一次月經的第一天之日期的月之數字＋9，日之數字＋7。

   (2) 妊娠週數轉盤。

(3) 受孕日排卵日或性交日+266：若以排卵日或性交日推算預
產期，最後一次月經第一天會與受孕日相差14天，故預
產期會比最後一次月經推算14天。

(4) 子宮底高度：

A.需要先請孕婦排空膀胱。

B.量的位置：子宮底至恥骨聯合位置。

C.子宮底高度（cm）x 2/7 ＝妊娠月數；子宮底高度
（cm）x 8/7 ＝妊娠週數。

(5) 胎動初覺：初產婦+22週；經產婦+24週。

> **（四）計算個案所攝取的飲食之營養份數各幾份（全穀
> 雜糧類、豆魚蛋肉類、乳品類、水果類、蔬菜
> 類、油脂與種子類），填入於飲食估算表中，並
> 向個案解釋：助產師為了了解孕婦每日攝取飲
> 食情形，必須詢問個案的飲食日誌，以了解以
> 下狀況：**

- 攝取的各類飲食之營養份數是否合適？
- 營養素是否足夠？如不足或過多，應如何改變。
- 應避免攝取的食物：如菸酒與藥物。

每日營養需求的基本認識：

1. 扇形圖針對懷孕期間所提出的每日飲食建議量包含六大類食物(全穀雜糧、豆魚蛋肉類、乳製品類、蔬菜及水果類、油脂與堅果類。其主要營養成分為(圖3-1)。

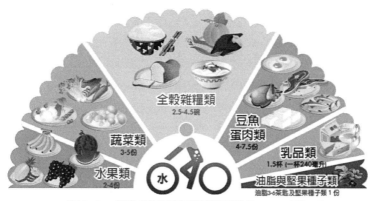

圖3-1　衛生福利部國民健康署(2017，頁27)

2. 扇形圖中的六大類食物對懷孕期間所提出的每日飲食建議量：

   (1) 乳品類：1.5杯(一杯 = 240cc)

   (2) 全穀雜糧類：2.5-4.5碗

   (3) 豆魚蛋肉類：4-7.5份

   (4) 蔬菜類：3-5份

   (5) 水果類：2-4份

   (6) 油脂類(3-6茶匙)、堅果類(1份)

3. 孕婦提供的飲食依照六大類食物——分類。根據衛生福利部
   (2018)，同一類營養素含有相似的營養素，可互相代換；可
   利用食物代換表讓飲食內容多樣化，獲得多種營養素，如表
   3-4。

表3-4　六大類食物代換份量(衛生福利部，2018)

1. 全穀雜糧類1碗(碗為一般家用飯碗、重量為可食重量)
＝糙米飯1碗或雜糧飯1碗或米飯1碗或綠豆、紅豆1碗
＝熟麵條2碗或小米稀飯2碗或燕麥粥2碗
＝米、大麥、小麥、蕎麥、燕麥、麥粉、麥片80公克
＝中型芋頭4/5個(220公克)或小蕃薯2個(220公克)
＝玉米2又1/3根(340公克)或馬鈴薯2個(360公克)
＝全麥饅頭1又1/3個(120公克)或全麥土司(薄)2片
2. 豆魚蛋肉類1份(重量為可食部分生重)
＝黃豆(20公克)或毛豆(50公克)或黑豆(25公克)
＝無糖豆漿1杯＝雞蛋1個
＝傳統豆腐3格(80公克)或嫩豆腐半盒(140公克)或小方豆干1又1/4片(40公克)
＝魚(35公克)或蝦仁(50公克)
＝牡蠣(65公克)或文蛤(160公克)或白海蔘(100公克)
＝去皮雞胸肉(30公克)或鴨肉、豬小里肌肉、羊肉、牛腱(35公克)

3. 乳品類1杯(1杯=240毫升全脂、脫脂或低脂奶＝1份)
　＝鮮奶、保久奶、優酪乳1杯(240毫升)
　＝全脂奶粉4湯匙(30公克)
　＝低脂奶粉3湯匙(25公克)
　＝脫脂奶粉2.5湯匙(20公克)
　＝乳酪(起司)2片(45公克)
　＝優格210公克

4. 蔬菜類1份(1份為可食部分生重約100公克)＝生菜沙拉(不含醬料)100公克
　＝煮熟後相當於直徑15公分盤1碟或約大半碗
　＝收縮率較高的蔬菜如莧菜、地瓜葉等，煮熟後約佔半碗
　＝收縮率較低的蔬菜如芥蘭菜、青花菜等，煮熟後約佔2/3碗

5. 水果類1份(1份為切塊水果約大半碗~1碗)＝可食重量估計約等於100公克(80~120公克)
　＝香蕉(大)半根70公克
　＝榴槤45公克

6. 油脂與堅果種子類1份(重量為可食重量)
　＝芥花油、沙拉油等各種烹調用油1茶匙(5公克)
　＝杏仁果、核桃仁(7公克)或開心果、南瓜子、葵花子、黑(白)芝麻、腰果(10公克)或各式花生仁(13公克)或瓜子(15公克)
　＝沙拉醬2茶匙(10公克)或蛋黃醬1茶匙(8公克)

4. 豆類營養成分大剖析：
　(1) 豆魚蛋肉類：黃豆及其製品、黑豆、毛豆
　(2) 蔬菜類：豌豆莢、扁豆、四季豆、長豆、菜豆

(3) 全穀雜糧：紅豆、綠豆、花豆、皇帝豆、蠶豆、豌豆仁

5. 六大類主要營養成分(衛生福利部國民健康署，2017，頁28)

(1) 全穀雜糧：醣類

(2) 豆魚蛋肉類：蛋白質、維生素B1及B2

(3) 乳製品類：蛋白質、鈣、維生素B2

(4) 蔬菜：維生素C、膳食纖維

(5) 水果類：水分、維生素C

(6) 油脂與堅果類：脂肪

表3-5　每日飲食估算空白表

餐次/時間	菜單	食物材料	烹調方式	重量/份量/碗匙個	份數					
					乳品	全穀雜糧類	豆魚蛋肉	水果	蔬菜	油脂/堅果
合計										

6. 利用容器來建議飲食之營養份數

   (1)　杯子：240cc，適用於一份豆漿或牛奶

   (2)　碗：200cc左右，適用於一碗全穀雜糧類

   (3)　拳頭：決定蔬菜的份量（圖3-2）

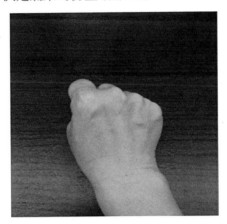

圖3-2　以自己的拳頭決定蔬菜的份量

   (4)　湯匙：15cc左右。一茶匙 = 1/3湯匙；適用於油脂及堅果種子類或是利用大拇指決定脂肪的份量(如圖3-3)。

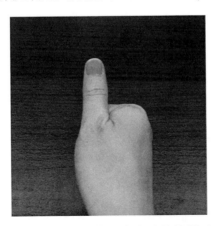

圖3-3　大拇指決定脂肪的份量

(5) 手掌：以自己的手掌為主，適用於豆魚蛋肉類份數評測。
如圖3-4：

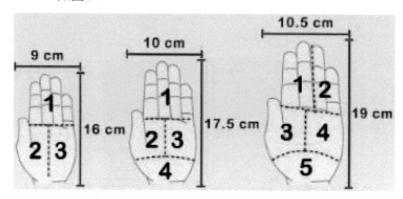

註：依照自己手掌的大小，合乎手掌的1份大小為1份量

圖3-4　衛生福利部國民健康署（孕期營養與健康手冊，頁6）

（五）依據孕婦的BMI及飲食習慣，給予適當的體重增加建議

　　孕期體重的增加幅度與孕前身體質量指數(BMI)是有相關性的。衛生福利部國民健康署(2018)根據美國婦產科學會(ACOG)及美國營養學會(ADA)，建議體重過輕(BMI<18.5)的孕婦，12週以後每週增加體重0.5～0.6公斤；體重過重(BMI≥30.0)的孕婦應稍低一點(0.2～0.3公斤/週)。如此可在為孕期維持適當的體重(表3-2)。

　　孕婦可根據每日生活活動強度來調整所需熱量(表3-6及表3-7)，例如O小姐是會計師，上班期間朝九晚五，幾乎都是久坐打電腦，下班後會散步30分鐘。所以依照表3-6的生活活動強度分類，O小姐是介於稍低及適度的活動強度。

表3-6　生活活動強度分類(衛生福利部國民健康署，2017，頁33)

低	靜態活動、睡覺、靜臥或優閒的坐著。例如坐著看書、看電視……等。
稍低	站立活動、身體活動程度較低、熱量較少。例如:站著說話、烹飪、開車、打電腦。
適度	身體活動程度為正常速度、熱量消耗較少。例如:在公車或捷運上站著、用洗衣機洗衣服、用吸塵器打掃、散步、購物……等。
高	身體活動程度較正常速度快或激烈、熱量消耗較多。例如:上下樓梯、打球、騎腳踏車、有氧運動、游泳、登山、打網球、運動訓練……等運動。

　　根據衛生福利部國民健康署(2017)不同生活活動強度建議每日飲食攝取量，使孕婦避免攝取過多或太少(表3-7)。

表3-7　不同生活活動強度孕婦每日飲食建議攝取量

(衛生福利部國民健康署，2017，頁32)

	你的生活活動強度				懷孕4個月起	哺乳期
生活活動強度	低	稍低	適度	高	增加300大卡	增加500大卡
熱量(大卡/天)	1450	1650	1900	2100		
全穀雜糧類(碗)	2	2.5	3	3.5	+0.5	+1
未精製(碗)	1	1	1	1.5	-	+0.5
精製(碗)	1	1.5	2	2	+0.5	+0.5
豆魚肉蛋類(份)	4	4	5.5	6	+1	+1.5
低脂乳品類(杯)	1.5	1.5	1.5	1.5	-	-
蔬菜類(碟)	3	3	3	4	+1	+1
水果類(份)	2	2	3	3	+1	+1

油脂與堅果種子類(份)	4	5	5	6	-	+1
油脂(茶匙)	3	4	4	5	-	+1
堅果種子(份)	1	1	1	1	-	-

*「未精製」:糙米飯、全麥食品、燕麥、玉米、番薯等
*「其他」:白米飯、白麵條、白麵包、饅頭等,這部分全部換成「未精製」更好

(六)依照以下兩點評估孕婦心理狀況

　　全球約有近7%及10%的孕婦有產前憂鬱及焦慮,研究指出產前憂鬱症及焦慮的後遺症不僅會對子宮內環境有害,進而改變胎兒的腦部神經發育,這對小孩的未來可能導致不良後果 (Biaggi, Conroy, Pawlby, & Pariante, 2015; Dean III et al., 2018)。與產前憂鬱或焦慮最相關因素包含缺乏伴侶或社會支援、虐待或家庭暴力史、精神病的個人史、意外懷孕、生活中的不良事件和高感知壓力、以及目前或過去是否有妊娠併發症及懷孕失落 (Biaggi, Conroy, Pawlby, & Pariante, 2015)。就上述而言,評估孕婦心理狀況是產前檢查極為重要之一。

　　一般評估個案心理狀況,可以詢問個案是否有以下情形:

(1) 過去一個月是否有情緒低落、憂鬱或感覺未來沒有希望而被困擾。

(2) 過去一個月是否出現對事物失去興趣或做事沒有愉悅感。

　　如有出現上述任一狀況,表示個案有心理異常狀況,需告知考試老師。

（七）詢問孕婦有關不舒服症狀，造成其不舒服症狀的可能原因，以及指導孕婦減輕不舒服症狀的措施

一般第一孕期孕婦會出現以下不舒服症狀：

1. 晨吐 (morning sickness)

發生於空腹時，不一定只有在早上起床的時候發生，有可能發生在一天中的任何時段或持續一整天。症狀為噁心及嘔吐，主要的可能原因是血液中的人類絨毛膜促性腺激素 (HCG) 及雌性素中的雌二醇 (E2) 增加有關。約有 50-80% 的孕婦在懷孕第六週開始會有晨吐的情形 (Koren, Maltepe, & Gow, 2011)，50% 孕婦在懷孕 14 週左右會逐漸緩解不適症狀，90% 孕婦在懷孕 22 週可完全緩解不適症狀 (Lacroix, Eason, & Melzack, 2000)。另外，有些孕婦對特殊味道 (如菸味、油漆味等) 或廚房的油煙味會比較敏感而產生噁心嘔吐的症狀。

依據 Committee on Practice Bulletins-Obstetrics (2018) 臨床照護及治療指引，減緩不適處置如下：

(1) 剛起床時可選擇乾的食物，例如蘇打餅乾、吐司或全麥饅頭。

(2) 少量多餐，減少空腹時間。

(3) 兩餐之間，補充食物及水分 (每日 2000cc)。

(4) 避免油膩，少吃油炸或辛辣或太刺激的食物。

(5) 保持環境通風，遠離使你噁心嘔吐的氣味。

(6) 避免過度勞累及遠離壓力。

(7) 內關穴 (前臂手腕上 4.5cm 處) 指壓按摩。

(8) 薑萃取物 (250mg) 有止吐效果，一天四次。

2. 鼻塞及流鼻血

　　由於雌性激素升高造成鼻黏膜充血或鼻塞情形，易發生於早上起床時。可提醒孕婦起床時可藉由身體的活動來改善鼻塞的狀況，勿用力擤鼻涕；以及環境保持乾淨，減少灰塵。若有流鼻血的情況發生，可以拇指、食指一起由鼻翼往中間按壓至少5分鐘，張嘴呼吸，頭往前傾，勿躺下來（高美玲等，2020）。

3. 頻尿或尿急

　　第一妊娠期，由於骨盆腔充血以及變大的子宮壓迫到膀胱而使得排尿次數增加，雖然尿量不多但造成頻尿，使得睡眠中斷的情形發生。故可提醒孕婦攝取水份應在白天期間，且需要經常排空膀胱；睡前應減少水份攝取，以避免夜尿的情形發生而影響到睡眠。其他方法則可減少飲用含有咖啡因飲料。此外，可執行凱格爾氏運動來促進骨盆肌底肌肉張力，以協助維持控制膀胱，減少滲尿的情形發生。若有滲尿，可用護墊來保持乾爽（高美玲等，2020）。

4. 陰道分泌物

　　懷孕期間由於受到雌性激素的影響使得陰道黏膜變軟及增生變厚和子宮頸腺體分泌黏液，其應是白色清澈，這是正常的。台灣天氣比較炎熱潮濕，易產生不佳的氣味，平常只要以清水清洗，勤換內褲，即可避免細菌滋生情況發生。若呈現黃色或咖啡色，有可能是子宮頸有潰瘍或糜爛的情形，則需要就醫（高美玲等，2020）。

5. 流涎症

　　有少數的孕婦在懷孕早期突然唾液分泌過多（2000cc/天），原因可能是雌性激素增加，或者吃澱粉食物刺激唾液分泌所造成的。孕婦會有口乾舌燥，噁心嘔吐情形，甚至會說話困難或吞嚥

困難。可以使用漱口水及餐後立即刷牙來保持口腔衛生；少量多餐，少吃澱粉類的食物來避免唾液分泌過多的情形（高美玲等，2020）。

6. 乳房脹痛

由於雌性激素及黃體素的增加，使得乳房脹痛，刺痛，乳頭敏感，甚至會有乳房充盈的情形。這個感覺可能會持續整個懷孕期。孕婦可以穿較柔軟且肩帶可以調整的胸罩，改變一下睡覺姿勢減少乳房受壓；減少使用肥皂清洗乳頭，用清水清潔乳頭即可；若有初乳流出，可放置乳墊襯於胸罩內（高美玲等，2020）。

7. 疲倦及嗜睡

由於雌性激素，黃體素，人類絨毛性腺激素等賀爾蒙影響使得孕婦在懷孕初期會感到疲憊甚至一整天感到昏昏欲睡。故可以提醒孕婦每晚睡眠充足，不要熬夜；可以的話，白天短暫休息；使用放鬆技巧減輕壓力及疲憊感；規律運動，社交活動，及均衡飲食可以對抗生理及心理的疲憊（高美玲等，2020）。

（八）解釋以下即將進行的檢查內容、目的及過程，包括：血液檢查、尿液檢查

1. 血液學檢查

(1) ABO血型和RH因子：第一妊娠期儘早檢查孕婦的ABO血型可以發現胎兒可能因為ABO血型不合而產生的溶血反應。另外也要注意配偶的血型，因為孕婦RH（－），配偶是RH（＋）時，其注意事項如下：①在妊娠28週測是否RH抗體，若有抗體，需要注意是否有胎兒水腫的情形；②懷孕期間，若有出血或流產，以及生產後，需要在72小時內注射Rh免疫球蛋白（RhoGAM）；③分娩時

需要備RH陰性血液。

(2) 平均紅血球體積（MCV）篩檢流程圖如圖3-5。

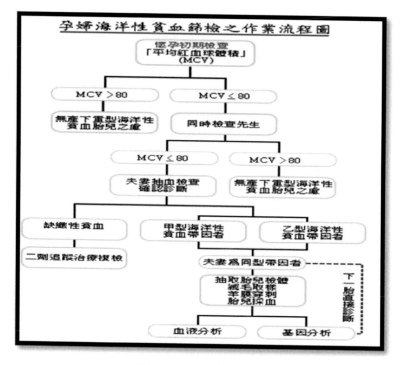

圖3-5 MCV篩檢流程

資料來源：國名健康署(2018)

(3) 若孕婦血紅素（Hb）< 11 g/dL；Hct < 30%，可能是貧血的狀況。

(4) 白血球計數（CBC）：懷孕期間會達到25,000/mm^3。

(5) 血小板（Platelet）：20萬～30萬/mm^3。

(6) 纖維蛋白原(fibrinogen)：妊娠期可能受到雌性激素的影響，第7, 8, 9, 10凝血因子增加，fibrinogen濃度會增加，

如此可以防止胎盤排出時發生大出血。

2. **血清檢查**

(1) 梅毒血清檢查：檢驗值 > 1:80，需要在妊娠 18～20 週之前治療，如此才不會通過胎盤傳給胎兒。妊娠 32～36 週需要再檢驗一次，但若孕婦是靜脈注射藥物成癮者，自體免疫差者或是有結核病，有可能會成假陽性。

(2) B 型肝炎篩檢：正常者 HBsAg(-)，若 HBsAg (+)，需要驗 HBeAg，孕婦有 e 抗原 (+) 之新生兒，出生後 24 小時內注射 HBIG 及第一劑 B 型肝炎疫苗。

(3) 德國麻疹抗體：若沒有抗體，需要在產後 6 週注射德國麻疹疫苗。

(4) 愛滋病血清抗體：EIF 及 PA 進行初篩，連續做兩次；若為陽性，則要做西方墨點來確認。若西方墨點為陽性，則要做進一步檢查及治療。

(5) 血糖：根據美國糖尿病學會提到針對糖尿病高風險的孕婦，在第一次產檢時，應該就做糖尿病檢測，使用的標準是一般的糖尿病診斷條件。如果有達到糖尿病診斷的標準，則可以診斷妊娠糖尿病（空腹血糖大於等於 126mg/dL 或是醣化血色素大於等於 6.5%），並開始糖尿病治療 (American Diabetes Association, 2020)。

3. **尿液檢查**

(1) 尿糖：懷孕可能會出現微量，但若出現兩價以上（＋＋），需要進一步做血糖檢驗。

(2) 蛋白質：有可能會出現微量，但若出現陽性（＋）且有血壓高的情形，需要懷疑有子癲前症。

(3) 白血球，紅血球，圓柱體：若出現白血球，可能有泌尿

道或生殖道感染，若出現紅血球，可能是陰道分泌物；
若有大量尿蛋白或圓柱體，可能需要進一步檢查腎臟。

（九）告知需立即就醫之危險徵象

根據衛福部國民健康署（2018）的孕婦衛教手冊，懷孕期
間，第一孕期如果出現下列任何一種症狀時，應該立即就醫：

1. 陰道出血(不管量多少)。
2. 持續或劇烈的腹痛。
3. 持續或嚴重噁心、嘔吐。
4. 陰道有水樣分泌物不停流出(懷疑為破水)。

（十）告知下次產檢時間

產前檢查的目的有助於早期發現孕婦及胎兒的健康問題，以
及預防孕婦發生妊娠合併症及胎兒的畸形。台灣周產期醫學會認
為台灣高齡產婦較多，可在妊娠早期多做一些胎兒異常的篩檢，
包含高危險妊娠的風險評估及遺傳疾病及基因篩檢等。高危險妊
娠的孕婦在懷孕末期時做密集的產檢以確保產婦及胎兒的健康
(高美玲等，2016)。WHO(2016)建議孕婦需在12週前第一次產
檢，且在每一次產檢，醫療人員必須提供飲食諮詢，日常活動諮
詢、超音波胎兒健康評估，以及提供減緩身體不適之症狀諮詢，
例如晨吐、背痛及便秘等。

二、關鍵行為及注意事項

關鍵行為	注意事項
（一）依據病歷表單完成疾病史、孕產史、生活史及家庭史的收集。	考生須依照病歷表單完整及收集記錄資料，如不完整，考試則不通過。 疾病史： 1.需要問清楚住院史及手術史的原因。 2.若有過敏史，需要詢問藥物或食物的過敏；以及過敏身體狀況。 孕產史： 1.月經史：記得要問月經來時是否有血塊。 2.性生活史： ① 孕婦若已經懷孕，想必是有過性行為，所以不需要問孕婦是否有性行為，但必須詢問是否有固定性伴侶。 ② 以及必須詢問懷孕前及目前性生活的頻率以及性交時是否會疼痛。 3.孕產史紀錄的相關醫療術語及記錄方式需要呈現清楚，例如：O小姐目前懷孕第12週，曾懷孕過2次，一次於10週自然流產，第二次是足月死產，是以自然產娩

	出,所以在孕產史記錄上記為G3P1SA1或是T1P0A1L0,自然產(NSD)。 4.有的同學會忘記問孕婦子宮抹片何時做的?結果為?
(二)詢問之前的懷孕及生產經驗(初孕婦可省略),此胎是否為計劃性懷孕及對此次懷孕的期待。	1.詢問是否有過生產經驗。 2.詢問這一胎懷孕的期待。 **若無詢問,考試則不通過。**
(三)收集孕婦以下資料,並記錄於記錄表上:孕前體重、依照孕前體重算出其身體質量指數值、及其體重分類(體重不足、理想體重、體重過重)、目前妊娠週數、目前體重、體重增減。	1.有些同學會忘記跟孕婦說目前的體重是正常範圍、體重不足、或者體重過重。 2.例如助產師向O小姐說明:「你身高是160公分,懷孕前體重是52公斤,身體質量數算起來是20.31,介於18.5-24所以你的身體質量指數是正常的。你現在懷孕12週,目前體重為53公斤,增加1公斤,算是在正常範圍。前3個月增加體重0.5-1公斤是正常。依照妳懷孕前的身體質量數,12週開始可每週增加0.4-0.5公斤,整個懷孕過程體重可增加11.5-16公斤。所以你目前的體重是在正常範圍。非常好,繼續維持。」 **以上若未收集完整以及未跟孕婦說**

	目前體重為正常，不足，還是過重，考試則不通過。
	3.例如O小姐的最後一次月經的第一天是 108.8.9，那預產期會在109.5.16，目前週數為12週。
	4.妊娠週數轉盤日期刻度較小，需仔細看清楚妊娠週數轉盤上的日期。
	若妊娠週數及預產期答案錯誤，考試則不通過。
（四）收集孕婦飲食攝入資料 　• 計算孕婦所攝取的營養份數各幾份（全穀雜糧類、豆魚蛋肉類、乳品類、水果類、蔬菜類、油脂與種子類）填入於飲食估算表中。	例如O小姐早餐都喝牛奶一杯，約240cc、白吐司二片，夾荷包蛋與起司一片；午餐吃白飯半碗、滷排骨一塊，排骨大約一個手掌大，配菜是高麗菜一小格、空心菜一小格、滷蛋一個、橘子一個；晚餐吃乾拌麵一碗、炒大陸妹一碟、皮蛋豆腐一份；宵夜喝無糖豆漿一杯)。 同學需將以上食物歸類為乳品類、全穀雜糧類、豆魚蛋奶肉類、水果蔬菜類、以及油脂與堅果類六大類，填入每日飲食估算表中(答案在表八)。 **如果飲食分類錯誤，考試會不及格。**
• 攝取的各類營養份數是否合適。	1.與孕婦解釋各類營養份數是否恰當時，可利用容器及手掌等輔助

用具讓孕婦瞭解。

O小姐中午吃排骨，助產師需要詢問滷的還是炸的？接著可運用你的手掌詢問排骨的大小。依據你的手掌大小(例如9X16公分大小)，排骨大約有3份肉類，且排骨屬於豆蛋魚肉類，所以你在飲食估算表(表八)中的豆蛋魚肉類寫上3份。

O小姐中午外食便當有高麗菜一格，空心菜一小格。外食便當的一小格為1/3份蔬菜，所以你在蔬菜類份數各寫上1/3。

O小姐早餐吃了全麥吐司2片，等於一碗全穀雜糧；午餐吃了乾拌麵一碗，等於全穀雜糧1/2碗，所以O小姐全穀雜糧共1.5份。乾拌醬的成分是油蔥醬包，所以油脂算1份。最後總結孕婦的各大飲食份數是否符合國民健康署(2017)之每日飲食建議量。

以上如果飲食之營養份數估算錯誤，則考試不通過。

· 營養份數如不足或過多，應如何改變。	O小姐午餐的蔬菜攝取不足，可在晚餐時補足每日所需共3-5份，芥蘭菜、青花菜、地瓜葉、花椰菜等深色蔬菜可互替換。

	O小姐昨天攝取3份炸排骨、2份鹹酥雞以及一個荷包蛋。你可建議改吃清蒸魚類二份，雞胸肉(油脂較少)二份以及一個荷包蛋。且這樣的飲食所攝取的油脂也會比較少些。 若是外食，有可能油脂攝取過多，可建議燙的或蒸的。例如青菜不放肉燥。 需要衛教孕婦應避免重複吃同樣的食物，選擇食物搭配飲食，以達營養均衡，每大類食物中求變化，增加食物的多樣化；例如O小姐喜吃米食，可建議搭配豆類食物一起食用，如此，可吃到全穀雜糧中的維生素B群以及碳水化合物，以及豆類食物的蛋白質。 **以上如果未向孕婦解釋飲食份數是否足夠或過量，以及未舉例如何飲食多樣化，考試則不通過。**
・ 應避免攝取的食物、菸酒與藥物	必須要跟孕婦說明避免辛辣，油膩，加工食品及菸酒。若需要使用藥物，必須經由醫師開處方簽。 **以上如果未說出完整，考試則不通過。**

（五）依據個案的BMI及飲食習慣，給予適當的體重增加建議。	依照個案的飲實估算表，給予正確的飲食建議。 **以上如果未完整給予飲食建議，則考試不通過。**
（六）評估孕婦心理狀況 (1) 過去一個月，是否常被情緒低落、憂鬱或感覺未來沒有希望所困擾？ (2) 過去一個月，是否常對事物失去興趣或做事沒有愉悅感？	可詢問孕婦「最近會讓你覺得情緒低落、憂鬱或是做什麼事都無法感到興趣？」
（七）詢問個案目前身體狀況、問題與感覺，仔細聆聽個案主訴，不中斷個案說話。	眼神注視個案，仔細聆聽個案主訴，不中斷個案說話。 **若無做到以上態度及行為，考試則不通過。**
（八）詢問個案有關不舒服症狀的資料，包括：何時開始、經常發生的時間、改善的因素、加重的因素、此症狀求醫經驗。	例如：O小姐，你不舒服的症狀何時開始，大約都發生在什麼時候？什麼情形會有讓這個症狀加重呢？有沒有因為這樣去看過醫生？什麼情況下會讓症狀改善？ **以下若未完整收集孕婦不舒服的症狀及自行採取的改善措施，考試則不通過。**
（九）向個案解釋造成其不舒服症狀(晨吐)的可能原因至少二項：	你要用簡單扼要的方式跟孕婦解釋造成晨吐的原因如下： 1.可能因為賀爾蒙的改變，一般是

荷爾蒙 (黃體素、HCG)、醣類代謝改變、胃酸及胃蛋白酶減少、飢餓、情緒壓力、疲累。	在 6 週左右出現，8 週左右會較明顯，12 週則開始減緩。 2.因黃體素的影響，腸胃蠕動速度會減慢，也因此影響了胃中食物排空的速度。 3.因荷爾蒙分泌改變，孕婦的味覺及嗅覺都會變得較為敏銳，對於油膩、難聞的氣味更是敏感，這也就是為什麼孕婦在聞到氣味後往往會引起嘔吐感的原因。 4.若工作疲憊或生活有壓力，可能會引起噁心嘔吐。 **晨吐的原因若未解釋清楚，考試則不通過。**
(十) 指導個案至少以下二種減輕不舒服症狀 (晨吐) 的措施： ・ 起床前先吃蘇打餅乾、土司或穀類食物 ・ 少量多餐，可於兩餐間加補充食物及水分 ・ 避免油膩、不消化及調味濃厚的食物 ・ 環境保持空氣清新	孕婦對你說「早上一下床就會乾嘔，吃完早餐沒多久，立刻把吃進去的早餐給吐出來。中午到外面去吃午餐，一聞到較油膩的食物也會作嘔」；「昨天午餐吃有點飽，結果沒多久就全吐出來」。你可建議孕婦起床前先吃乾的食物，例如蘇打餅乾，白土司，不要跟水一起吃；需要少量多餐，不要一下吃太過量；外食時，可選擇較清淡及較能消化的食物，以及調味料盡量少放；可盡量到通風較佳的餐廳用餐。

	至少給予二種以上減輕不適症狀的措施，否則考試不通過。
（十一）整合評估所收集到的資料，提供孕婦適當的建議與衛教，向個案解釋本次檢查的內容與意義。	統整孕婦的檢查結果。「根據今天的檢查結果，你的預產期大約是在明年的5月16日，你目前體重增加1公斤，在懷孕前三個月增加0.5-1公斤是正常的。」「你的噁心嘔吐是因為賀爾蒙的關係所引起的，12週會慢慢減緩，不用太擔心，可按照建議的症狀緩減措施來做。若嘔吐很厲害，務必來醫院就診。」另外，「在你的飲食方面，評估下來肉類吃了三份，可以改吃魚類兩份，肉類一份。因為魚肉的蛋白質有助於胎兒的神經發育，例如秋刀魚，鮭魚；還有你吃了一份豆類（豆腐），蛋（荷包蛋，皮蛋，滷蛋）三份，建議蛋一天一份即可。蔬菜攝取不夠，可多攝取深色蔬菜1-2份，若外食時，可盡量選燙的或蒸的，避免油脂攝取過多。水果可在晚餐時增加一份。乳品類攝取量還可以，牛奶一天喝1.5杯（360cc）就可以了，或是牛奶一杯（240cc）搭配起司一片便可達到一天乳品類所需。」

(十二) 解釋以下即將進行的檢查內容、目的及過程，包括:尿液檢查及血液檢查。	根據國民健康署的建議跟個案說明檢查項目、其目的及檢查過程。**若未跟個案說明檢查項目及目的及過程，考試則不通過。**
(十三) 詢問個案對此次檢查是否還有疑問	考試過程中，學生須詢問個案是否有疑問，眼神注視個案，仔細聆聽。給個案有時間思考。**若眼神未注視個案，未給個案有時間思考，個案未感受到關愛，考試則不通過。**
(十四) 告知需立即就醫之危險徵象 ・陰道出血(不管量多少) ・持續或劇烈腹痛 ・持續或嚴重噁心、嘔吐 ・陰道有水樣分泌物流出(懷疑為破水)	懷孕期間多注意早產可能的徵象，以預防早產的發生。「O小姐，如果你一小時內有6次以上或10-15分鐘有一次子宮收縮，這些收縮不一定有收縮感，但肚子會變硬，休息30分鐘仍無改善則需立即就醫」;「陰道水樣、黏液和血液樣分泌物增加」，則需要立即就醫;若「孕吐很嚴重」，則需要立即就醫。**至少說出三種立即就醫之危險徵象，否則考試不通過。**
(十五) 告知下次產檢的時間	根據國民健康署建議的產檢時程。「O小姐，下次產檢時間是一個月後，也就是你懷孕第16週時回來做第二次產檢。」

評分表

考官簽名：＿＿＿＿＿＿

■考生姓名：＿＿＿＿＿＿　　准考證編號：＿＿＿＿＿＿

■測驗項目：**第一孕期初診產前檢查與指導**

關鍵行為	F	P	備註
考試開始前必須在考試老師面前洗手			
能適當稱呼個案，並於接觸個案一開始時，向其做自我介紹			
（一）依據病歷表單完成疾病史、孕產史、生活史及家庭史的收集			
（二）詢問之前的懷孕及生產經驗(初孕婦可省略)，此胎是否為計劃性懷孕及對此次懷孕的期待			
（三）收集個案以下資料，並記錄於記錄表上： 孕前體重、依照孕前體重算出其身體質量指數值、及其體重分類（體重不足、理想體重、體重過重）、目前妊娠週數、目前體重、體重增減			
（四）收集個案飲食攝入資料 • 計算個案所攝取的營養份數各幾份 (全穀雜糧類、豆魚蛋肉類、乳品類、水果類、蔬菜類、油脂與種子類)，填入於飲食估算表中。			

向個案解釋 ・攝取的各類營養份數是否合適？ ・營養素是否足夠？如不足或過多，應如何改變。 ・應避免攝取的食物、菸酒與藥物			
（五）依據個案的BMI及飲食習慣，給予適當的體重增加建議			
（六）依照以下兩點評估個案心理狀況： ・過去一個月，是否常被情緒低落、憂鬱或感覺未來沒有希望所困擾？ ・過去一個月，是否常對事物失去興趣或做事沒有愉悅感？ 如有評估異常時要告知考試老師適當轉診			
（七）詢問個案目前身體狀況、問題與感覺，仔細聆聽個案主訴，不中斷個案說話			
（八）詢問個案有關不舒服症狀（晨吐）的資料，包括： 何時開始、經常發生的時間、改善的因素、加重的因素、此症狀求醫經驗			
（九）向個案解釋造成其不舒服症狀(晨吐)的可能原因至少二項： 荷爾蒙(黃體素、HCG)、醣類代謝改變、胃酸及胃蛋白酶減少、飢餓、情緒壓力、疲累			

（十）指導個案至少以下二種減輕不舒服症狀（晨吐）的措施： ・起床前先吃蘇打餅乾、土司或穀類食物 ・少量多餐，可於兩餐間加補充食物及水分 ・避免油膩、不易消化及調味濃厚的食物 ・環境保持空氣清新			
（十一）整合評估所收集到的資料，提供孕婦適當的建議與衛教，向個案解釋本次檢查的內容與意義			
（十二）解釋以下即將進行的檢查內容、目的及過程，包括：尿液檢查、血液檢查			
（十三）詢問個案對此次檢查是否還有疑問			
（十四）告知需立即就醫之危險徵象（至少三項） ・陰道出血（不管量多少） ・持續或劇烈的頭痛 ・持續或劇烈腹痛 ・持續或嚴重惡心、嘔吐 ・突然發冷發熱 ・視力模糊 ・臉部和手部浮腫 ・尿量明顯變少，或小便時有疼痛或灼熱感 ・陰道有水樣分泌物不停流出（懷疑為破水）			
（十五）告知下次產檢時間			

考試結果：□通過　　□不通過，不通過之關鍵行為描述：_____

_____

學生簽名：_____，對考試結果意見：□同意，□不同意，

不同意原因：_____

_____

考試老師簽名：_____　　　　協調老師簽名：_____

表3-8　每日飲食估算表

日期：＿＿＿＿年＿＿＿＿月＿＿＿＿日　　姓名＿＿＿＿＿＿

餐次／時間	菜單	食物材料	烹調方式	重量／份量／碗匙個	份數					
					乳品	全穀雜糧類	豆魚蛋肉	水果	蔬菜	油脂／堅果
早餐	牛奶			一杯（240cc）	1					
	白土司	薄的		兩片		1碗				
	荷包蛋		煎	一個			1			
	起司			一片	0.5					
午餐	白飯			1/2碗		1/2碗				
	排骨		滷	一塊（手掌大）			3			
	高麗菜			1小格					1/3	

			份量					
	空心菜		1小格					1/3
	滷蛋		1顆			1		
	橘子		1顆				1	
晚餐	乾拌麵		1碗		1/2碗			
	大陸妹		1碟					1
	皮蛋豆腐	皮蛋	1個			1		
		豆腐	嫩豆腐半盒			1		
宵夜	豆漿	無糖	240cc/杯			1		
合計				1.5	2	8	1	1又2/3
衛福部國民健康署建議飲食份數				1.5杯	2.5-4.5份	4-7.5碗	2-4份	3-5份

孕婦攝取飲食份數	乳品	1.5 杯，攝取足夠
	全穀雜糧類	2 碗，攝取不足
	豆魚蛋肉	飲食份數多 0.5 份，還可以，但肉類攝取 3 份太多，建議可改吃魚 2 份，肉 1 份。蛋類攝取了 3 份有一點多，建議攝取 2 份即可
	水果	晚餐可增加 1 份
	蔬菜	攝取不足，午餐可增加 1 份深色蔬菜
	油脂/堅果	若是外食，油脂是足夠的，不需額外補充。不過可以把消夜的豆漿改為堅果 1 份來補充 Omega 3。

孕產婦基本資料收集單

孕產婦姓名：林小美　年齡：28歲

項目	內容
疾病史	1.疾病：無□，有□，何種疾病：_____
	2.住院史：無□，有□，手術史：無□，有□ 原因：_____
	3.服用藥物(現在使用、已補保健食品) 無□，有□，藥物名稱及服用原因：_____ _____
	4.過敏史：無□，有□，過敏情形：_____
孕產史	1. 月經史：初經年齡為 _____ 歲，多久來一次 _____，每次來多久 _____，量 _____、有無血塊 _____、有無規律性 _____、有無痛經 _____ 最後一次月經的第一天日期：_____
	2. 性生活史：有無性行為 _____、是否有固定性伴侶 ____、頻率 _____、性交是否會疼痛 _____
	3. 產科史：G _____P _____活產數為 _____、流產數：_____、生產方式 _____
	4. 有□　無□　避孕方式、使用時期：_____
	5. 有□　無□　驗孕
	6. 有□　無□　做子宮抹片，最後一次做的日期為： _____，結果為：_____
家庭史與生活史	1. 家人是否有遺傳、慢性疾病或重大疾病：無□，有□ 疾病狀況：_____
	2. 職業狀況：

	3. 有無壓力：
	4. 抽菸：無□，有□;＿＿＿＿＿＿＿＿＿
	喝酒：無□，有□;＿＿＿＿＿＿＿＿＿
	檳榔：無□，有□;＿＿＿＿＿＿＿＿＿

第一次產檢檢查紀錄(妊娠12週)

胎次：1 　　檢查日期：109 年 1 月 4 日 　　懷孕週數：12 週		
產前檢查紀錄： 孕前體重 ____ kg， BMI值 ____ 體重分類 □ 體重不足 □ 理想體重 □ 體重過重 目前體重 ____ kg 血壓 mmHg _120/70_ 宮底高度 cm ____ 胎心音 次/分 ____ 尿糖 尿蛋白 浮腫 靜脈曲張	Rh因子 血型 白血球(WBC) _____ 紅血球(RBC) _____ 血小板(Plt) _____ 血球容積比(Hct) _____ 血紅素(Hb) _____ 平均紅血球體 積(MCV)_____ 其他 _____	產前檢查結果 □無特殊發現 □須注意或異常項目 1. ____□需追蹤□須轉介 2. ____□需追蹤□須轉介 3. ____□需追蹤□須轉介 註：如有不明傷痕，或疑 似家庭暴力等 情事請依規定通報，並慎 寫台灣親密關係暴力危險 評估表(TIPVDA)(參閱第 112頁)
血液檢查結果： 梅毒檢查： B 型肝炎表面抗原 檢查： B 型肝炎 e 抗原檢 查：_____ 母血唐氏症機率： _____ 血糖值：____ mg/dl	6-8 週由超音波可見胎兒心跳 9-12 週五官及重要器官發展 13-16 周寶寶生長狀況： ◎寶寶已完全成形，皮膚呈透明帶粉紅 色，寶寶開始會動。 ◎寶寶身長約 15-18 公分，體重約 100-115 公克。	

	助產師簽名：_____
	下次產檢日期：_____
	準媽媽簽名：_____

24小時飲食記錄表

_____年 _____ 月 _____ 日 星期 _____ 姓名_____

體重：_____

餐次/時間	菜單	食物材料	烹調方式	重量/份量/碗匙個	份數						估計熱量
					乳品	全穀雜糧	豆魚蛋肉	水果	蔬菜	油脂/堅果	

參考文獻

高美玲總校閱。(2020)。實用產科護理學(八版九刷)。台北市：
　　華杏

劉玉秀、余玉眉(1997)。正常經產婦在第三孕期執行母性任務的
　　行為反應。護理研究，*5*(3)，290-302。

衛生福利部(2018)。健康飲食標準。取自https://www.hpa.gov.tw/
　　Pages/Detail.aspx?nodeid=543&pid=8382

衛生福利部國民健康署。(2018)。媽媽的營養，寶寶的健康。孕
　　產期營養手冊。台北市：衛生福利部國民健康署。

衛生福利部國民健康署。(2018)。媽媽的營養，寶寶的健康。孕
　　產期營養單張。取自https://www.hpa.gov.tw/Pages/List.aspx-
　　?nodeid=170

American Diabetes Association Diabetes Care (2020). 14. Manage-
　　ment of Diabetes in Diabetes in Pregnancy: Standards of Medi-
　　cal Care in Diabetes-2020. *Diabetes Care, 43* (Supplement 1),
　　S183-S192. doi:10.2337/dc20-S014

Biaggi, A., Conroy, S., Pawlby, S., & Pariante, C. M. (2016). Identi-
　　fying the women at risk of antenatal anxiety and depression: a
　　systematic review. *Journal of Affective Disorders, 191*, 62-77.

Bjelica, A., Cetkovic, N., Trninic-Pjevic, A., & Mladenovic-Segedi, L.
　　(2018). The phenomenon of pregnancy - a psychological view.
　　Ginekologia polska, 89(2), 102–106.

Committee on Practice Bulletins-Obstetrics (2018). ACOG Practice
　　Bulletin No. 189: Nausea and Vomiting of Pregnancy. *Obstetrics
　　and Gynecology, 131*(1), e15–e30. https://doi.org/10.1097/

AOG.0000000000002456

Dean, D. C., 3rd, Planalp, E. M., Wooten, W., Kecskemeti, S. R., Ad-
luru, N., Schmidt, C. K., Frye, C., Birn, R. M., Burghy, C. A.,
Schmidt, N. L., Styner, M. A., Short, S. J., Kalin, N. H., Gold-
smith, H. H., Alexander, A. L., & Davidson, R. J. (2018). Asso-
ciation of Prenatal Maternal Depression and Anxiety Symptoms
With Infant White Matter Microstructure. *JAMA pediatrics*,
172(10), 973–981. https://doi.org/10.1001/jamapediat-
rics.2018.2132

Hollis, B. W., & Wagner, C. L. (2017). New insights into the vitamin
D requirements during pregnancy. Bone research, 5(1), 1-16.

Koren, G., Maltepe, C., & Gow, R. (2011). Therapeutic choices for
nausea and vomiting of pregnancy: a critical review of a system-
atic review. *Journal of Obstetrics and Gynaecolgy Canada,
33*(7), 733-735. doi:10.1016/s1701-2163(16)34960-x

Lacroix, R., Eason, E., & Melzack, R. (2000). Nausea and vomiting
during pregnancy: A prospective study of its frequency, intensity,
and patterns of change. *American Journal of Obstetrics & Gyne-
cology, 182*(4), 931-937. doi:10.1016/s0002-9378(00)70349-8

Rubin R. (1976). Maternal tasks in pregnancy. *Journal of Advanced
Nursing, 1*(5), 367–376.

Wood, H., McKellar, L. V, & Lightbody, M. (2013). Nausea and vom-
iting in pregnancy: blooming or bloomin' awful? *Women and
Birth, 26*(2):100-4. doi: 10.1016/j.wombi.2012.10.001

Yıldırım, E., & Demir, E. (2019). The relationship of hyperemesis
gravidarum with sleep disorders, anxiety and depression. *Jour-
nal of Obstetrics and Gynaecology 39*(6), 793–798.

第四章　第三孕期產前檢查與指導

周雪萍　編著

　　產前檢查與指導是指經由例行性產檢，了解孕婦目前身體狀況，指導處理身體不適並告知孕婦何謂產兆及哪些是危險警訊。

一、關鍵指標及相關學理

（一）解釋即將進行之檢查內容、目的與過程

　　國民健康署於婦女懷孕過程中提供 10 次免費產檢，每次例行性產檢會有其常規檢查項目及內容(國民健康署，2018)。依據產檢的週數給付各項服務項目，除了例行性檢查外，在特定週數因著懷孕的進展衍生的身體變化給與不同檢查項目(詳見表4-1)。因此，在產前檢查前，助產師依據個案目前產檢的週數解釋及說明該次產檢內容、目的及即將執行的過程，讓個案了解此次產檢的目的及該注意的事項。

（二）依據個案目前的妊娠週數與體重向個案說明目前體重增加情形是適當、過多、或過少

　　孕期的體重關係著母體與胎兒健康；因此，足夠熱量的攝取

才可供應胎兒正常生長與發育。孕期體重的增加依照孕前體重做調整，且須注意體重增加的速度；如孕前BMI正常(18.5-24.9)的孕婦，建議孕期體重增加11.5-16公斤，於第二及第三孕期每週體重增加0.4-0.5公斤。孕前體重過輕者(BMI<18.5)，孕期建議增加體重約12.5-18公斤，第二及第三孕期體重增加0.5-0.6公斤/週；孕前體重過重的婦女(BMI介於25-29.9)，整個孕期體重增加約7-11.5公斤，第二及第三孕期體重增加0.2-0.3公斤/週；然而孕前BMI屬於肥胖者(≧30)，則整個孕期體重建議僅增加5-9公斤，第二及第三孕期體重增加0.2-0.3公斤/週為宜。為了胎兒的健康及成長發育考量，孕期間的婦女不宜減重並建議養成每週量體重，做好孕期體重管理(國民健康署，2018)。衛生福利部國民健康署(2018)根據美國婦產科學會(American College of Obstetricians and Gynecologists, ACOG)及美國營養學會孕期建議體重增加量如下(表4-2)：

表4-1 產前檢查之給付時程及服務項目

給付時程		建議週數	服務項目
第一次	妊娠第一期妊娠未滿17週	第12週以前	1. 於妊娠第六週或第一次檢查須包括下列檢查項目： (1) 問診：家庭疾病史、過去疾病史、過去孕產史、本胎不適症狀、成癮習慣查詢。 (2) 身體檢查：體重、身高、血壓、甲狀腺、乳房、骨盆腔檢查、胸部及腹部檢查。

第一次	妊娠第一期妊娠未滿17週	第12週以前	(3) 實驗室檢驗：血液常規(WBC、RBC、Plt、Hct、Hb、MCV)、血型、R H 因子、VDRL、RPR(梅毒檢查)、Rubella IgG及 HBsAG、HBeAG（惟因特殊情況無法於本次檢查者，可於第五次孕婦產前檢查時接受本項檢查。）、愛滋病檢查(EIA或PA)及尿液常規。 2. 例行檢查項目。(註二) 註：德國麻疹抗體檢查呈陰性之孕婦，應在產後儘速注射1劑麻疹腮腺炎德國麻疹混合疫苗，該劑疫苗免費。(註五)
第二次		第16週	1. 例行檢查項目。(註二) 2. 早產防治衛教指導。
第三次	妊娠第二期妊娠17週至未滿29週	第20週	1. 例行檢查項目。(註二) 2. 超音波檢查，(因特殊情況無法檢查者，可改於妊娠第三期檢查) 3. 早產防治衛教指導。
第四次		第28週	例行檢查項目。(註二)

第五次	妊娠第三期妊娠29週以上	第32週	1. 例行檢查項目。(註二) 2. 於妊娠32週前後提供；VDRL等實驗室檢驗
第六次		第34週	例行檢查項目。(註二)
第七次		第36週	1. 例行檢查項目。(註二) 2. 補助孕婦乙型鏈球菌篩檢。(註四)
第八次	妊娠第三期妊娠29週以上	第38週	例行檢查項目。(註二)
第九次		第39週	例行檢查項目。(註二)
第十次		第40週	例行檢查項目。(註二)

　　註一：血液常規項目包括：白血球(WBC)、紅血球(RBC)、血小板(Plt)、血球容積比(Hct)、血色素(Hb)、平均紅血球體積(MCV)。

　　註二：例行檢查項目

(1) 問診內容：本胎不適症狀如出血、腹痛、頭痛、痙攣等。

(2) 身體檢查：體重、血壓、腹長（宮底高度）、胎心音、胎位、水腫、靜脈曲張。

(3) 實驗室檢查：尿蛋白、尿糖。

　　註三：孕婦產前檢查超過十次及超音波超過一次者，經醫師診斷確為醫療需要者，由健保費支應或自費檢查。

　　註四：孕婦乙型鏈球菌篩檢，於妊娠第35-37週產前檢查時提供1次；若孕婦有早產現象，得依醫師專業處置，不在此限。

　　註五：接種地點等相關資訊，請撥打各縣市預防接種專線洽詢(國健署，2020)。

表 4-2　孕期建議體重增加量

懷孕前之身體質量指數*	建議增加重量（公斤）	12週後每週增加重量(公斤/週)
<18.5	12.5～18	0.5～0.6
18.5～24.9	11.5～16	0.4～0.5
25.0～29.9	7.0～11.5	0.2～0.3
≥30.0	5～9	0.2～0.3
雙胞胎	15.9～20.4	0.7
三胞胎	總重22.7	-

*身體質量指數(BMI)=體重(公斤)/身高^2(公尺^2)

(三)收集個案不舒適(腰痠背痛)的資料，包括：何時開始、經常發生的時間、改善的因素、加重的因素、此症狀求醫經驗

　　孕婦提出的不適症狀，助產人員皆需進一步了解不適症狀開始的時間，此不適症狀最常發生的時間或什麼情況下，什麼情況下此不適症狀會減輕或消失，什麼情況下此不適狀況會更嚴重，以及此不適症狀是否有求診看過醫師？

(四)向個案解釋造成其不舒適(腰痠背痛)的可能原因至少二項:姿勢不良、站立太久、子宮增大使腰薦椎曲度增加

　　孕婦的身體隨著妊娠週數的增加產生一連串變化，這些改變導致孕婦發生一些不適的情況；多數因妊娠造成的生理不適屬於正常的反應。因此，助產師進行產檢時須評估孕婦的不適問題並提供孕婦正確且適當減輕不適的方法。常見第三孕期不適症狀

有：腰酸背痛及頻尿等問題。

1. 腰酸背痛

(1) 原因

懷孕時，孕婦體重增加及身體重心前移造成身體力學改變及出現搖擺步伐的情況。黃體素及雌激素也改變結締組織、脊椎及骨盆關節結構。於懷孕晚期，身體為了平衡日漸增大的子宮而向前傾，致使脊柱前凸及骨盆傾斜，如此增加腰胸椎角度而導致婦女經歷下背痛(Yousef, 2011)，通常在久站或久坐更易出現腰酸背痛的情況。如果久站又提重物可能會加重腰酸背痛情形(Norén, Östgaard, Johansson, & Östgaard, 2002)。

(2) 護理指導

孕期的運動可增強腹部、背部及骨盆肌肉，如此改善身體姿勢及增強身體負重能力；建議可以執行骨盆搖擺運動或蹲踞運動減輕不適。另外，保持正確姿勢，背部保持平直、避免拿重物、久站、久坐、避免穿高跟鞋、使用托腹帶支撐腹部，減輕背部過度用力及坐姿時於背部墊枕頭可改善(Marchall, & Raynor, 2014)。孕期腰酸背痛狀況是因日漸脹大子宮讓身體重量往前傾致使脊椎前凸及彎曲所導致，通常運動及改善身體姿勢可緩解，不需因為這樣情況而就醫。

2. 頻尿

(1) 原因

懷孕晚期，胎頭下降入骨盆腔，原本脹大子宮壓迫胸腔橫膈膜，因胎頭下降，使胸腔變大，此時孕婦呼吸也較順暢，但因為胎頭下降至骨盆腔壓迫膀胱，致使孕婦頻尿出現(Marchall, & Raynor, 2014)。需要留意，尿道感染及骨盆腔腫瘤也會導致此現象發生(高美玲、2020)。

(2) 護理指導

　　懷孕晚期的頻尿出現，有時會影響孕婦的睡眠情況，因此建議睡前減少水分的攝取，也可以教導執行凱格爾氏運動增加孕婦骨盆底肌肉(高美玲，2020)以減少頻尿情況。

（五）膀胱排空

　　執行Leopold腹部四段式觸診前，須提醒孕婦排空膀胱，因為漲滿的膀胱除造成個案於檢查時的不適外；膀胱位於子宮前方，漲滿的膀胱造成觸診的胎位的困難度並阻礙胎位的檢測(Ward, Hisley, & Kennedy, 2015)。此外，沒有排空的膀胱，也會影響子宮底高度的測量，漲滿的膀胱會使子宮高度測量增加3公分的長度(Lowdermilk, Pertty, Cashion, & Alden, 2016)。

（六）協助採取合宜的檢查姿勢（執行腹部四段式觸診及胎心音監測）

　　胎心音監測位置會依妊娠週數及胎兒大小的不同而有所不同。懷孕28週後，運用Leopold腹部觸診來確認胎兒在子宮內的姿勢及宮底高度。

1. 腹部Leopold四段式觸診的目的 (Simkin, Hanson, & Ancheta, 2017):
   (1) 第一段觸診確認胎兒的哪一部分位於子宮底。
   (2) 第二段觸診檢查子宮兩側的胎兒的大小部分以確認最適當的胎心音聽診部位。
   (3) 第三段觸診決定胎兒先露部位位於骨盆入口或下腹部且確認先露部是否固定。
   (4) 第四段觸診是檢測先露部位下降至骨盆腔及胎頭屈曲程度。

2. 執行腹部四段式觸診的過程、原理及注意事項（見表4-3）

表4-3　腹部四段式觸診的過程、原理及注意事項

過程	原理及注意事項
1. 核對孕婦及解釋執行的過程及目的。	1. 讓個案了解過程，減少焦慮。
2. 詢問並協助孕婦排空膀胱。	2. 漲滿的膀胱除造成個案於檢查時的不適外；膀胱位於子宮前方，漲滿的膀胱造成觸診的胎位的困難度並阻礙胎位的檢測。
3. 洗手。	3. 保護個案及自己。
4. 關門、圍簾子。	4. 注意個案隱私，避免檢查過程中，個案不必要的暴露。
5. 請孕婦平躺，協助將衣服上拉至乳房下及將內褲拉至恥骨聯合上並以床單或毛巾覆蓋下肢。	5. 完全露出孕婦的腹部至恥骨聯合處，以利檢查。
6. 協助孕婦腹部肌肉放鬆 (1) 放置枕頭於孕婦的頭及肩膀下。 (2) 讓孕婦雙手放置於身體兩側或胸前。 (3) 解釋每一個步驟。 (4) 教導其呼吸放鬆技巧。 (5) 平躺時可教導其微彎曲膝蓋。	6. 腹部肌肉的收縮造成檢查者觸診胎兒部位的困難度且導致孕婦在檢查過程中的不適，協助孕婦放鬆及膝蓋微彎曲，讓檢查過程更順利。

7. 確認檢查者的手部是溫暖的。

7. 檢查者冰冷的手觸摸孕婦腹部會造成不適且也會導致腹部肌肉收縮。

8. 執行觸診時,將指腹與手掌輕柔地放置在孕婦的腹部上。

8. 動作輕柔,但不是搔癢,此會造成孕婦不適。

9. 執行 Leopold's 四段式觸診。

9-1 第一段觸診。

9-1 確認胎兒的哪一部分位於子宮底。

9-1-1 孕婦平躺,先視診孕婦的腹部外觀是否為長橢圓形。

9-1-1 長橢圓形是指胎兒的縱軸與母親的縱軸一致。

9-1-2 檢查者面向孕婦,站於床旁,兩手掌略呈杯狀,以手指及指腹觸診放置於子宮底,將手指下壓觸診子宮底的堅硬度。

9-1-2 摸起來較硬,平滑似圓形部位為胎頭,會有浮球感,容易移動;如果摸起來柔軟、形狀不規則,不容易移動則為胎兒臀部。

9-2 第二段觸診。

9-2 檢查子宮兩側的胎兒的部分,確認胎背位置,以利聽診胎心音。

9-2-1 檢查者面向孕婦,將手掌合併從子宮底往腹壁兩旁下滑至子宮下段觸診,當一手固定一側腹部,另一手向腹部內側施壓,感覺胎兒的部位。

9-2-1 在腹部一側壓到比較平坦、光滑較硬的部分是胎兒背部又稱為大部分,為聽診器放置及確認胎心音之部位;腹部另一側可觸診到不規則的團塊且有空隙可以向內擠壓,也較

	柔軟，此為胎兒的手腳部分，又稱小部分。
9-3 第三段觸診。	9-3 確認先露部位是否固定。
9-3-1 檢查者站於床緣，面向孕婦，將拇指與其他四指分開置於孕婦恥骨聯合上，感覺恥骨聯合上胎兒的先露部位大小、形狀及軟硬度。	9-3-1 確認子宮下段胎兒的先露部位，與第一段觸診的正確與否；確認先露部位固定與否，如果已經固定，觸診時則無法移動；如果未固定，觸診時則先露部位可以移動。
9-4 第四段觸診。	9-4 檢測先露部位下降至骨盆腔及胎頭屈曲程度。
9-4-1 檢查者站於床緣，面向孕婦的足部，此時孕婦仍平躺，指導孕婦將微曲膝蓋伸直；檢查者兩手置於恥骨聯合處，向下向內加壓，如果無法觸摸到胎兒最大突出部位，表示胎兒已經下降。	9-4-1 胎兒呈屈曲，觸診時會碰觸的胎頭為額部；胎兒呈伸展，觸診到的胎頭部位為枕部，且與胎背在同一側。通常臨床上第四段觸診不易執行，需有豐富的經驗者較能達成執行目的。

（七）執行胎心音聽診，並向個案說明：胎兒心跳數率 / 分鐘及胎兒心跳數率是否正常

腹部四段式觸診完後，將杜普勒 (doplar) 放置於胎兒背部 (於孕婦肚臍到髖骨前上脊連線中點) 聽診；胎心音的正常範圍是每分鐘 120-160 次 (高美玲，2020)。聽取胎心音時，須注意與

臍帶雜音及子宮雜音作區別。為免聽診的錯誤，在聽取胎心音時，可以同時測量孕婦脈搏以確認是胎兒心音或母體的心跳(NICE, 2017)。

（八）測量宮底高度，向產婦說明目前宮底高度與胎兒週數是否符合

　　子宮底高度的測量是確認妊娠週數及確認胎兒的成長狀況的方法之一。懷孕18至30週，測量宮底高度的公分數就相似於懷孕週數(± 2週)；檢查前需要排空膀胱以免影響週數的測量(Lowdermilk, et al., 2016)。以捲尺緊貼腹部皮膚從恥骨聯合測量至子宮底位置。所測量的公分數乘以8/7後，所得數值為妊娠週數(高美玲，2020)。

　　此種方式測量的週數會受下列情況影響，如漲滿的膀胱、預產期預估錯誤、羊水過多或過少、孕婦肥胖或多胎妊娠而造成懷孕週數與所測量的子宮底高度不符的情況(Lowdermilk et al., 2016; 高美玲，2020)。

（九）水腫、靜脈曲張的檢查，並向孕婦說明檢查結果；如有出現水腫、靜脈曲張時，收集孕婦日常生活習慣後，依照其個別情形，告訴孕婦造成的原因

　　水腫及靜脈曲張常見於懷孕的第二、三孕期婦女，通常出現在下肢，也會出現於孕婦的外陰或肛門區域像痔瘡。

1. 原因

　　因為黃體素及鬆弛素分泌導致靜脈壁的平滑肌鬆弛，再者脹大的子宮壓迫，減少靜脈回流及增加靜脈壓，導致孕期增加的血

量淤積在下肢造成靜脈曲張及水腫；另外，久站也是導致靜脈曲張的原因之一 (Cunningham et al., 2019)。

2. 護理指導

水腫檢查是按壓骨凸出處約5秒，依照凹陷的程度分級為 (陳翠芳等著，2018)：

(1) 1+：輕度凹陷，腿部看不到水腫，壓陷約2mm。

(2) 2+：中度凹陷，凹陷按壓後恢復約10-15秒，壓陷約4mm。

(3) 3+：深度凹陷、凹陷恢復持續短時間，腿部可看到腫脹，壓陷約6mm。

(4) 4+：非常深度凹陷，可能全身也會出現水腫，壓陷約8mm。

於產檢過程中，了解有靜脈曲張及水腫孕婦日常生活的飲食及狀況；除針對孕婦的情況個別指導外，建議孕婦避免久站及久坐、可以泡熱水、休息時將腳抬高及穿彈性襪緩解不適。睡覺或躺臥休息時建議採側臥姿，以促進下肢血液循環減少水腫 (Marchall, & Raynor, 2014)。

（十）向孕婦說明生產產兆，包括：Bloody show、子宮收縮、腹輕感

分娩開始前一個月，孕婦的身體會出現一些徵象；這些是分娩開始前的徵兆，稱為產兆。分娩開始前常見的產兆如下：

1. 現血 (Bloody Show)

懷孕後，子宮頸黏膜細胞會分泌濃稠的黏液稱為黏液塞 (mucus plug) 將子宮頸口封閉，如此形成一個免疫屏障，保護子宮內的胎兒及胎膜避免受到感染。產程啟動時，黏液塞會排出稱為現血。黏液塞是一種少量帶血的紅色分泌物。現血表示子宮頸

變軟及擴張，這是產程啟動的徵象。須注意的是要區分是黏液塞排出的現血，還是因為胎盤早期剝離或前置胎盤的鮮血流出 (Marchall, & Raynor, 2014)。一般黏液塞像是果凍般血樣的分泌物，如圖4-1。須注意，每個孕婦的黏液塞外觀皆不盡相同。

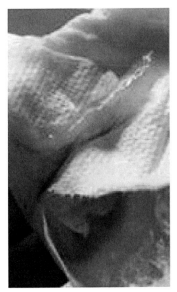 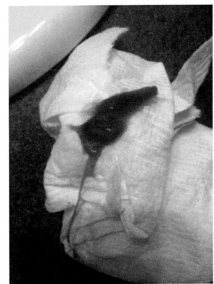

圖4-1 黏液塞

2. 子宮收縮 (contraction)

第三孕期時，須教導孕婦產程啟動的徵象。子宮收縮是許多婦女常見的產兆之一。剛開始的子宮約10-20分鐘收縮一次且伴隨某種程度的不適，當走路或更換姿勢時，宮縮會停止，如此稱為假性陣痛 (Simikin et al., 2017)。假性陣痛 (False pain) 是一種不規則的子宮收縮造成的疼痛，通常收縮強度不會太強 (Lodermilk et al., 2016)。規則子宮收縮是指子宮收縮從開始的10分鐘收縮一次，縮短為每3-5分鐘規率的收縮一次，每次子宮收縮持續約

50-60秒，然後持續一小時以上。

3. 腹輕感(Lightening)

懷孕38週，胎頭下降入骨盆腔時，除引起孕婦腹部外型改變，還會伴隨身體下墜，這現象稱為腹輕感(Cunningham et al., 2010)。原本脹大子宮壓迫胸腔橫膈膜，因胎頭下降，使胸腔變大，此時孕婦呼吸也較順暢(Marchall, & Raynor, 2014)。

4. 破水

懷孕37週後，於產程啟動前，羊膜自發性破裂被定義為產程啟動的破水(prelabor rupture of membranes, PROM)，多數婦女破水後24小時內會自發性啟動產程(Marchall, & Raynor, 2014; NICE, 2014)。破水(Rupture of membranes, ROM)的通常發生在第一產程的活動期，當子宮收縮強度越來越強時，導致胎膜破裂將羊水排出。產檢時，須提醒孕婦留意破水的情況，如果破水情形出現，須立即至醫院檢查。破水時須注意三件事；(1)當破水時，先露部位尚未固定，臍帶容易脫出且受到壓迫，當臍帶受到壓迫容易出現胎心音減速情況；(2)破水可能是產程啟動的徵象之一；(3)破水後如果產程延遲很久，會增加子宮及胎兒感染的機率(Herbst & Källén, 2007)。因此，破水後不管是否有羊水持續流出，要避免陰道檢查以防感染(Marchall & Raynor, 2014)。

（十一）向孕婦說明危險徵象

懷孕期間，孕婦會因身體改變而出現一些身體不適，這些不適症狀多數為不需要治療，但如果出現下列任何一種危險徵象，例如：陰道出血、早產早期破水、胎動漸少或消失或視力模糊及頭痛，則需立即就醫(國民健康署，2018)；這些異常或許意味著母體或胎兒健康遭受威脅。

1. 陰道出血

懷孕24週後出現陰道出血的原因是前置胎盤或胎盤早期剝離的徵象。

(1) 前置胎盤(Placenta previa)

A.原因

正常胎盤著床位置位於宮底，但前置胎盤是指胎盤著床於子宮下段。依胎盤覆蓋子宮頸口的程度分為四種類型。完全性前置胎盤：胎盤完全覆蓋子宮頸口；部分性前置胎盤：胎盤覆蓋部分的子宮頸口；邊緣性前置胎盤：胎盤僅是到達子宮頸口沒有任何覆蓋；低位性前置胎盤：胎盤位於子宮下段未達到子宮頸口(Marchall & Raynor, 2014; Oyelese & Smulian, 2006)。前置胎盤的臨床症狀是陰道出血；懷孕晚期，子宮收縮及子宮頸的變薄及擴張導致胎盤的剝離造成出血。開始時，是小量出血，這些出血將再度刺激子宮收縮，如此進一步導致胎盤再度剝離及出血。

B.處理方式

立即使用超音波掃描胎盤位置及確認前置胎盤覆蓋子宮頸的程度。進一步的處理將依出血量、孕婦及胎兒的狀況、胎盤的位置及懷孕的周數來決定。如果出血微量且孕婦及胎兒狀況良好，則留院觀察直到出血停止；此時，內診是不允許的。如果胎盤位於子宮下段，且沒有進一步嚴重出血，陰道分娩仍是可以執行。但助產師需要清楚了解，因為胎盤位於子宮下段，產後自發性的子宮收縮無法有效讓胎盤與子宮壁連接處的血管收縮，所以產後會出現出血的危險。如果出血情況嚴重，不管胎盤位於子宮頸口的哪裡，皆須立即執行剖腹生產(Marchall & Raynor, 2014; Oyelese & Smulian, 2006)。

(2) 胎盤早期剝離 (Placental abruption)

A.原因

　胎盤早期剝離的原因仍不是很清楚，可能與高血壓、抽菸、先前曾經剖腹產有關。胎盤早期剝離的陰道出血分為兩種；一為隱匿性，另一為開放性。開放性出血的出血點來自於胎盤附著於子宮壁的位置剝離後造成血液自陰道流出。隱匿性出血則血液不會自陰道流出，而是留置在胎盤內，如果出血持續不斷則過多的血液將會流進子宮肌層使子宮肌纖維腫脹，子宮將會呈現藍色、水腫般的脹大稱為庫菲勒氏子宮 (Couvelaire uterus) (Marchall & Raynor, 2014)。

B.處理方式

　胎盤早期剝離的臨床處置視懷孕週數、母親及胎兒窘迫狀況而定。(a)當胎兒及孕婦的情況穩定，使用超音波掃描確認胎盤位置及隱匿出血的程度；(b)持續胎心音監測胎兒的狀況；(c)如果產程未啟動且懷孕週數小於37週，則住院觀察數天後，當陰道出血停止，可返家休息，但告知產婦如有進一步出血，需立即入院；(d)放置中心靜脈壓導管監測狀況；(e)嚴重出血的個案須評估凝血功能；(f)如果胎兒情況良好或已經死亡，而孕婦情況穩定，沒有其他合併症出現，考慮執行陰道生產；(g)如果出血情況嚴重或胎兒出現窘迫情況則立即執行剖腹產 (Marchall & Raynor, 2014; Oyelese & Ananth, 2006)。

2. **早產早期破水 (preterm premature rupture of membranes, PPROM)**

(1) 原因

　破水發生在懷孕37週前稱為早產早期破水 (PPROM)，發生率約有3%，約有4-7%的胎盤早期剝離者會出現 PPROM。有

40%的機率導致早產，早產早期破水原因不是很明確，但與抽菸及毒品使用有關(RCOG, 2010c)。一旦破水，母嬰可能面臨子宮內感染的威脅。

(2) 處理方式

破水後不管是否有羊水流出，陰道檢查應該要避免以防感染。如果不清楚是否羊膜已破，以無菌的陰道窺陰鏡檢查、使用石蕊(Nitrazine)試紙或檢測胎兒纖維粘連蛋白(fetal fibronectin)確認羊膜是否破裂(周雨鋼、林綺詩、劉夷生，2017；Marchall & Raynor, 2014)。早期破水及早產早期破水的處置分別如下(周雨鋼、林綺詩、劉夷生，2017；Marchall & Raynor, 2014; Median & Hill, 2006):

A. 早產早期破水時，安排孕婦入院安胎。安胎至少48小時，目的讓藥物有時間作用於胎兒，以達到最大效果；然如果週數小於37週但大於34週個案，根據美國婦產科醫學會指引，並不需要特別安胎(ACOG, 2016)。

B. 測量胎兒的心跳、孕婦的體溫及脈搏、子宮的收縮及陰道分泌物的味道以監測母嬰感染情況。

C. 處理的方式依週數而定：

(A) 懷孕週數小於32週，但胎兒無窘迫且沒有產前出血的情況時，以超音波評估胎兒成長狀況且檢測是否有羊水量過少情形出現；以子宮鬆弛劑，如atosiban進行安胎延長懷孕時間，建議儘量安胎至34週，甚至安胎至36週後會更好。

(B) 週數小於34週(23-34週)，給予corticosteroids使用以促進胎兒肺部成熟，然如果週數小於37週但大於34週個案，根據美國婦產科醫學會指引，並不需給與肺

部成熟治療(ACOG, 2016)。

(C) 如果有陰道感染，例如乙型鏈球菌感染，給予抗生素使用

D. 24週前破水，且胎兒狀況差，將終止妊娠；如果懷孕超過32週，但胎兒出現窘迫或有子宮內感染時也需要積極處理；例如，早產跡象且有產科合併症，例如前置胎盤或胎盤早期剝離或有高危險妊娠時，因為生產風險提高且評估的複雜化；因此，須討論引產或執行剖腹產。

E. 如果沒有其他嚴重產科合併症，早產早期破水安胎婦女仍可以執行陰道分娩。

3. 胎動減少(Quickening)

(1) 原因

懷孕18-20週，第一次懷孕的婦女可以感覺胎動；經產婦約16-18週感覺(Marchall & Raynor, 2014)。胎動是評估胎兒的健康狀況的指標，當胎動減少時，或許是個危險警訊需要將胎兒盡早分娩。但是下列情況可能會影響胎動次數，例如羊水較少、胎兒處於睡眠狀態、母親低血糖、抽菸及酗酒導致(高美玲，2020)。

(2) 處理方式

正常胎兒會有規律性的運動，教導孕婦可於懷孕28週後開始每日執行胎動紀錄；每天選一個固定時間(最好是晚餐後)孕婦採取平躺姿勢，測量計算胎兒運動或踢的次數10次所花費的時間如小於2小時則是正常的，反之則需去醫院做進一步檢查；當胎動減少或胎動次數比前一天減少或停止代表胎兒出現窘迫或死亡的情況。須提醒孕婦如果發覺胎動減少，需盡快就醫(余玉梅，2018)。

4. 頭痛及視力模糊

(1) 原因

　　頭痛及視力模糊可能是高血壓的警訊。孕婦於妊娠20週後發現血壓大於140/90mmhg，稱為妊娠高血壓(Pregnancy Induced Hypertension, PIH)；分為輕度(血壓介於140-149/ 90-99 mmHg)、中度(血壓介於150-159/ 100-109 mmHg)及重度(血壓大於160/100 mmHg; NICE, 2010a)。妊娠高血壓如果合併有蛋白尿及水腫，稱為子癇前症(pre-eclampsia)，除了具有子癇前症的症狀外加有痙攣現象，稱為子癇症(eclampsia)。小動脈的收縮造成血壓上升，如果在子宮小動脈收縮，引發胎盤血流灌注減少，導致胎盤局部缺血，如此影響胎兒血量之供給，致使胎兒缺氧及窘迫情況；小動脈收縮發生在腦部及視動脈，則會引發頭痛及視力模糊情況(高美玲、2020)。

(2) 處理方式

　　產檢時須告知孕婦頭痛及視力模糊是高血壓的徵象，如有這些現象發生，需立即就醫進行更進一步檢查，以確保母嬰健康。

（十二）向個案説明實驗室檢查結果，包括：尿液檢查、血液檢查、血糖檢查(GDM)

　　全民健保將分娩及產檢納入其中，提供孕婦免費10次產檢。每次產檢除例行性檢查項目外，也會依不同產檢時程給予不同的服務項目；第三孕期產檢時，除解釋個案例行性尿液檢查結果，還須解釋上一次執行口服葡萄糖試驗的血糖檢驗值，並提醒孕婦32週提供梅毒(VDRL)檢測及35-37週執行B型鏈球菌篩檢之重要(國民健康署，2018)。

1. 尿液檢查項目

例行性產檢中尿液檢查項目主要檢驗尿蛋白及尿糖，藉由每次產檢的尿液分析了解孕婦是否出現尿糖及尿蛋白。

(1) 尿糖(Glucosuria)

懷孕期間因為腎絲球過濾率(glomerular filtration rate; GFR)的增加，使葡萄糖排出率也增加，如此需增加腎小管再吸收葡萄糖的速度。如果腎小管的代償能力差，導致再吸收葡萄糖能力減弱，則孕婦尿液中就會出現尿糖情況。尿糖檢驗結果如果沒有尿糖，會以陰性(-)來呈現或有尿糖情況會以價數(+、++或+++)來呈現，濃度越高價數越多。雖然正常情況孕婦的尿液中不會存在葡萄糖；有時尿糖在孕婦尿液中被檢測出仍屬正常發現(Cunningham et al., 2019; Marchall & Raynor, 2014)。因此，須要更多的檢驗值才能確診孕婦是否是妊娠糖尿病，通常須進一步血糖的檢測，如此較準確。臨床上試紙變化如下圖4-2。

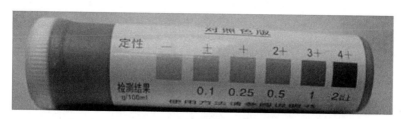

圖4-2　尿糖試紙的變化情形

(2) 尿蛋白(Proteinuria)

腎絲球滲透性會改變腎小管對蛋白質的再吸收。雖然正常情況下，尿液中不含蛋白質，但只要尿蛋白的量不高，在孕期間檢測出蛋白尿有時也屬於正常現象。例行性尿液檢查尿蛋白是分析孕婦的尿液是否存在蛋白質，藉由此檢測了解孕婦潛在腎病變情

況。尿蛋白的檢驗結果會以陰性(-)或價數(+、++或+++)來呈現。正常情況下尿液中不會有尿蛋白存在，於懷孕期間測得尿蛋白300 mg/ day也可算是正常(Marchall & Raynor, 2014)。以試紙檢測無尿蛋白時，其結果以陰性(-)來呈現。然而，試紙檢測會因為孕婦尿多或尿液被稀釋而導致檢驗呈現陰性或trace微量(±)，但實際結果應該是有尿蛋白的誤差。孕婦尿液中存在蛋白質表示飲食攝取過多蛋白質或妊娠誘發性高血壓或存在腎臟方面問題(Cunningham et al., 2019)。多次於尿液中檢測出有尿蛋白且價數過高時，須配合其他檢查，如血壓及水腫情況，以確認真正檢測的臨床意義。臨床上試紙變化如下圖4-3。

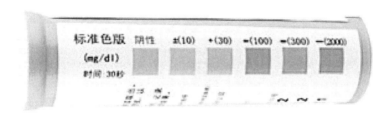

圖4-3　尿蛋白試紙的變化情形

2. 血液檢查

　　第三孕期時，例行性產檢的血液檢查涵蓋如下：

(1) 梅毒血清檢查(venereal disease research laboratory, VDRL)

　　梅毒是由梅毒螺旋體病菌所引起，感染後可以藉由病菌擴散至全身器官衍伸許多症狀或完全無症狀，於是需要靠梅毒血清檢驗證實其存在。梅毒經由性交或輸血傳染。婦女於懷孕期間感染梅毒會經由胎盤傳給胎兒，造成胎兒先天性梅毒(疾病管制署，2016)。因此，妊娠第一次產檢時(未滿17週，建議是12週之前)

即進行梅毒檢測(國民健康署，2018)，其目的是早期發現早期治療，正常檢驗結果為陰性。但如果檢驗值> 1:80，需要在妊娠18~ 20週之前治療，如此才不會通過胎盤傳給胎兒(高美玲，2020)。另外，在妊娠第五次產檢時(妊娠29週以上，建議是32週)再檢驗一次(國民健康署，2018)，但若孕婦是靜脈注射藥物成癮者，自體免疫差者或是有結核病，有可能會成假陽性反應(高美玲，2020)。

(2) 乙型鏈球菌(Group B Streptococcus, GBS)

國民健康署自2012年起全面補助孕婦乙型鏈球菌篩檢，每例500元的補助(國民健康署，2019)，孕婦至健保合約的醫療院所受檢皆可獲得補助。乙型鏈球菌是人類腸道及泌尿道常見菌種，約有18-20%的孕婦產道有此菌種。若孕婦有此菌，但未經篩檢及治療，將有可能感染新生兒導致新生兒腦膜炎、肺炎及敗血症等重大疾病。有效的防範是執行孕婦乙型鏈球菌篩檢，針對篩檢後帶有乙型鏈球菌的孕婦，於待產時進行預防性抗生素的治療(國民健康署，2018)。

國民健康署建議於懷孕35-37週間，進行乙型鏈球菌培養篩檢。篩檢方式是利用棉棒擦拭陰道及肛門口進行採檢。採檢時不會造成孕婦不適，也不會影響胎兒健康，經一週的培養即可知結果。若孕婦還來不及接受篩檢即出現早發性宮縮或胎膜破裂需住院，依醫師的專業建議於住院期間接受篩檢或使用預防性抗生素治療(國民健康署，2018)。

(3) 血糖篩檢

妊娠24-28週，孕婦須接受妊娠糖尿病篩檢。一般先執行口服50公克葡萄糖水測驗，於1小時後抽血檢查血糖值；如果檢驗數據大於等於140 mg/dl，則再測100公克葡萄糖耐受性試驗(oral glucose tolerance test, OGTT)。於口服100克葡萄糖前須空腹至少8小時，且先檢測空腹血糖，正常值為<95 mg/dl，口服後1小時、2小時及3小時的血糖分別小於180 mg/dl、155 mg/dl及140 mg/dl；如果其中有任何兩次(含)或以上的檢驗值高於標準，則診斷為妊娠糖尿病(American Diabetes Association, 2000)。若超過標準值，孕期間孕婦需要與醫師及營養師配合，做飲食或藥物控制，以確保母嬰健康(國民健康署，2018)。在台灣，醫療院所除了依照美國糖尿病學會制定檢驗標準值外，各醫療院所也有他們自己的參考值。檢驗數據如下表4-3。

表4-3　OGTT檢查時間及正常值

檢查時間	正常值
飯前	95 mg/dl ↓
1小時	180 mg/dl ↓
2小時	155 mg/dl ↓
3小時	140 mg/dl ↓

　　妊娠糖尿病已知會增加母嬰的許多合併症。肥胖症、高血壓、高血脂、近親有人罹患糖尿病、曾有過妊娠糖尿病者、曾罹患多囊性卵巢、曾有早產、死產、及巨嬰等生產史者皆是妊娠糖尿病的高危險族群。確診妊娠糖尿病的孕婦，於產後6-12週須再接受篩檢，評估是否會發展成典型糖尿病(國民健康署，2018)。

（十三）告知下次產檢時間

　　產前檢查被定義為懷孕期間，婦女接受常規的照護。產前檢查可提供婦女照護機會，且可預防及處理現存或潛在引起母親或

新生兒死亡或罹病問題。懷孕期間，未接受過產檢者的婦女產下死胎機率增加。世界衛生組織(World Health Organization, WHO)建議婦女於每次懷孕期間至少執行8次的產前檢查及諮詢，其目的是減少母嬰死亡的比率。世界衛生組織建議8次的產檢時間分別是第一次是第一孕期懷孕12週前；第二次是第二孕期懷孕20週；第三次是懷孕26週；第四次是第三孕期懷孕30週；第五次是懷孕34週；第六次是懷孕36週；第七次是懷孕38週；第八次是懷孕40週。WHO建議產檢項目包含下列五大項，如常規產前營養諮詢、母嬰評估、預防性檢測、執行介入措施處理懷孕時常見的生理不適及運用健康系統層級(health system level)改善產前照護的使用率及品質(WHO, 2018)。

　　臺灣在1995實行全民健保後，將孕期的10次產檢納入健保的體系中。其產檢的時間分別為第一次是第一孕期懷孕12週；第二次是第一孕期懷孕16週；第三次是第二孕期懷孕20週；第四次是第二孕期懷孕28週；第五次是第三孕期懷孕32週；第六次是懷孕34週；第七次是懷孕36週；第八次是懷孕38週；第九次是懷孕39週；第十次是懷孕40週(國民健康署，2018)。其產檢內容符合WHO的建議外，在某些期間的產檢，因應孕婦生理變化及胎兒的成長，加入該次產檢的特殊檢查項目(見表4-1)。

二、關鍵行為及注意事項

關鍵行為	注意事項
(一)解釋即將進行之檢查內容、目的及過程。	產檢開始及執行過程中，需以個案可以理解的語言，解釋整個產檢過程；例如「O小姐您

好，我是您的助產師，今天是第五次的例行性產檢，等下我會詢問一些資料，如身體有哪裡不適的情況、執行身體檢查如體重、測量胎心音、觀察腿部水腫及靜脈曲張等等，最後會跟您解釋你的血液及尿液檢查狀況；關於今天要做的檢查項目，您清楚了嗎?」。

(二)依據個案目前的妊娠週數與體重向個案說明目前體重增加情形是適當、過多、或過少。	評估個案目前體重增加適當與否，體重增加適當與否是以孕前身體質量指數(BMI)為標準；因此，在問診過程中，需要詢問孕婦孕前體重是多少?算出孕前BMI後，再測量現在體重，然後告知個案目前體重的增加是適當、過多或過少的情況。
(三)個案不舒適的(腰痠背痛)資料，包括:1.何時開始、2.經常發生的時間、3.改善的因素、4.加重的因素、5.是否曾因症狀求醫。	問診時，須完整的了解個案的不舒適情況，再針對其不舒適情況給予加強衛教；例如個案說明自己有腰酸背痛情況時，需詢問「腰酸背痛從甚麼時候開始?」、「甚麼時候腰酸背痛

	比較容易發生？」、「腰酸背痛時，個案一般都是如何處理會比較改善的？」、「有沒有什麼情況讓腰酸背痛情況更明顯或更嚴重？」、「有沒有因為腰酸背痛的情況看過醫師？」
(四) 向個案解釋造成其不舒適(腰痠背痛)的可能原因至少二項。 ・姿勢不良 ・站立太久 ・子宮增大使腰薦椎曲度增加	了解個案的不舒適情況後，以相關學理解釋造成腰痠背痛的原因。例如「孕婦的身體為了平衡漸漸增大的子宮而向前傾，如此增加腰胸椎角度而導致婦女經歷腰酸背痛。」
(五)指導個案至少一種身體不適(減輕腰痠背痛)的方法(運動)。 ・骨盆搖擺運動 ・蹲踞運動	教導個案執行減輕腰痠背痛的方法。執行時須依個案目前狀況教導適合個案目前身體能負擔的運動，且運動時注意個案的安全。
(六)排空膀胱。	當孕婦膀胱脹滿，觸診時不僅造成產婦的不舒服，也會造成觸診的困難度及影響宮底的高度。此關鍵行為須於腹查前執行，如未執行，此次考試將不通過。

(七)協助採取合宜的檢查姿勢(執行腹部四段式觸診及胎心音監測)。	向個案說明並協助採取合宜腹部四段觸診的姿勢;產檢的過程中,如需要暴露個案的身體需要事先告知,且過程中詢問其感受。例如「現在我要幫您執行腹部四段觸診,要將您的衣服掀開至乳房下,且將褲子拉至恥骨聯合上,以便執行觸診」。記住,執行前先說明然後關門、圍床廉或屏風,以不暴露個案隱私為原則。如有暴露,此次考試將不通過。
(八)執行腹部四段式觸診,並向個案說明以下部分: ・子宮底胎兒部分 ・胎兒大部分與小部分的位置 ・恥骨聯合上胎兒的部位	執行四段式觸診的前三段,執行每段觸診前,須向個案解釋各段觸診的目的;於每次觸診後向個案說明胎兒的部位。
(九)執行聽診,並向個案說明: ・胎兒心跳數率/分鐘 ・胎兒心跳數率是否正常	觸診後,以杜普勒(doplar)放置於胎兒背部(放於個案肚臍到髖骨前上脊連線中點)聽診;聽完一分鐘後,向個案說明胎心音的次數,並告知個案正常與否。

(十)測量以下數值： · 宮底高度 · 向產婦說明目前宮底高度與胎兒週數是否符合	宮底高度，是以皮尺測量從恥骨聯合稚子宮的底部的地方。將測量到的公分數乘以8/7，所得數字即為週數。例如測量數字是32公分，即32X8/7＝36.5，當測量數字不符合該孕婦懷孕週數時，須跟個案解釋如：「測量週數比你實際懷孕週數高，下次產檢時再以超音波確定週數」。
(十一)水腫、靜脈曲張的檢查，並向孕婦說明： · 檢查結果 · 如有出現水腫、靜脈曲張時，收集孕婦日常生活習慣後，依照其個別情形，告訴孕婦造成的原因一項及注意事項至少二項	以視診方式先檢視孕婦靜脈曲張的情形；再以手部觸診孕婦的腳踝上方處，了解水腫的問題。檢查時，以持續而穩定的力量施壓在脛骨或內側足踝上按壓5秒，觀察其足部凹陷的狀況，2腳皆需執行檢查；正常孕婦於懷孕晚期會出現水腫的問題。如果出現水腫或靜脈曲張情況，以個案理解的語言說明造成的原因，例如「脹大的子宮壓迫，減少下肢靜脈回流，導致血量蓄積在下肢造成靜脈曲張及水腫；還有，久站

	也是導致靜脈曲張的原因之一。」並告知注意事項，例如「避免久站及久坐、可以泡熱水、休息時將腳抬高及穿彈性襪緩解不適。」。
(十二)向孕婦說明生產徵兆，包括： ・Bloody show ・規則宮縮 ・腹輕感	產檢時，須向孕婦解釋何謂產兆。以孕婦可以理解的語言，而非專業術語解釋何謂產兆。例如「產兆就是生產徵兆，包括有紅色黏液陰道分泌物、或規則性子宮收縮、或子宮的高度有下降，讓您呼吸變得比較順暢，就代表這1-4週內可能會生產。」並說明「當這些現象時，需要再繼續觀察。不需立即到院，如果子宮收縮越來越密集，從開始的10分鐘收縮一次，縮短為3-5分鐘收縮一次，每次宮縮持續約50-60秒，然後持續一小時，就可以入院檢查。」
(十三)向孕婦說明危險徵象至少三項。 ・陰道出血	懷孕期間，孕婦會因身體改變導致一些身體不適，這些不適症狀多數不需要治療，但如果

‧早期破水 ‧胎動明顯減少 ‧視力模 ‧頭痛	出現一些危險徵象，告知個案需立即就醫；例如「如果您出現陰道出血、破水或胎動漸少或消失、視力模糊、或頭痛，請您立刻到醫院檢查，這些異常現象可能意味著您或胎兒健康遭受威脅。」。
(十四)向個案說明實驗室檢查結果，包括：尿液檢查、血液檢查、血糖檢查(GDM)。	以個案可以理解的語言解釋並說明檢查數據，例如尿蛋白、尿糖、血糖、是否正常並解釋這些檢測的重要性。
(十五)向個案解釋即將進行的血液檢查內容包括：梅毒檢測。	告知個案國民健康署建議於妊娠第五次產檢時(妊娠29週以上，建議是32週)再進行一次梅毒檢測。
(十六)向個案說明下次乙型鏈球菌篩檢的目的。	向個案說明，懷孕35-37週間，進行乙型鏈球菌培養篩檢預防新生兒罹患新生兒腦膜炎、肺炎及敗血症等重大疾病。

| (十七)告知下次產檢的時間。 | 根據健保的規定,妊娠第三孕期後的36週之前,需每兩週產檢一次;懷孕38-40週時,須每週產檢一次。因此,當結束產檢,於個案離開診間前,告知及提醒個案下次產檢的確切日期及時間,例如「這週是第五次產檢,下次產檢是2週後,就是xx月xx日,您要記得來產檢。」 |

三、評分表

■考生姓名：＿＿＿＿＿＿　考試老師簽名：＿＿＿＿＿＿

■測驗項目：**第三孕期產前檢查與指導**　准考證編號：＿＿＿＿

關鍵行為	F	P	備註
考試開始前必須在考試老師面前洗手			
1. 能適當稱呼個案，並於接觸個案一開始時，向其做自我介紹			
2. 在與個案談話時能與個案眼對眼接觸			
3. 解釋即將進行之檢查內容、目的與過程			
4. 依據個案目前的妊娠週數與體重向個案說明目前體重增加情形是適當、過多、或過少			
5. 詢問個案目前身體狀況，仔細聆聽個案主訴，不中斷個案說話			
6. 收集個案不舒適(腰痠背痛)的資料，包括： 何時開始、經常發生的時間、改善的因素、加重的因素、此症狀求醫經驗			
7. 向個案解釋造成其不舒適(腰痠背痛)的可能原因至少二項 　・姿勢不良 　・站立太久 　・子宮增大使腰薦椎曲度增加			

8.　指導個案至少一種身體不適（減輕腰痠背痛）的方法（運動）： 　・骨盆搖擺運動 　・貓背運動（四足著地） 　・滾動壓力 　・二側髂關節加壓			
9.　膀胱排空			
10.協助採取合宜的檢查姿勢（執行腹部四段式觸診及胎心音監測）			
11.過程中能維護個案的隱私			
12.執行腹部四段式觸診，並向個案說明以下部分： 　・子宮底胎兒部分 　・胎兒大部分與小部分的位置 　・恥骨聯合上胎兒的部位			
13.執行聽診 　・胎心音監測器擺放位置正確 　向個案說明 　・胎兒心跳速率/分鐘 　・胎兒心跳速速率是否正常			
14.測量以下數值： 　・宮底高度 　・向產婦說明目前宮底高度與胎兒週數是否符合			

15.水腫、靜脈曲張的檢查： 　　向考試老師口述 　　　・檢查位置 　　　・檢查方式 　　　・檢查結果 　　向孕婦說明 　　　・造成原因至少一項 　　　・注意事項至少二項 　　如有出現水腫、靜脈曲張時，收集孕婦日 　　常生活習慣後，依照其個別情形，告訴孕 　　婦 　　　・造成的原因至少一項 　　　・注意事項至少二項			
16.向孕婦說明生產產兆，包括： 　　・Bloody show 　　・規則宮縮 　　・腹輕感			
17.向孕婦說明危險徵象至少三項 　　・陰道出血 　　・早期破水 　　・胎動明顯減少 　　・視力模糊 　　・頭痛			

18.整合所收集到的資料，向個案說明實驗室檢查結果，包括：尿液檢查、B型肝炎檢查、母血唐氏症篩檢、血糖(AC. PC1. PC2)			
19.至少詢問個案一次對此次檢查是否有疑問			
20.告知下次產檢時間			
21.針對個案的反應，澄清個案所關切的問題內容			
22.針對個案所關注的問題予以正確的資訊回應			
23.給予個案至少一次的讚美			

考試結果：□通過　□不通過，不通過之關鍵行為描述：＿＿＿＿＿

學生簽名：＿＿＿＿＿＿，對考試結果意見：□同意，□不同意，
不同意原因：＿＿＿＿＿＿＿＿＿＿＿＿＿＿＿＿＿＿＿＿＿

考試老師簽名：＿＿＿＿＿　協調老師簽名：＿＿＿＿＿

參考文獻

余玉梅總校閱。(2018)。產科護理學(九版)。台北市：新文京。

周雨鋼、林綺詩、劉夷生。(2017)。早產現象的評估與處置。家庭醫學與基礎醫療，32(7)。195-200。

疾病管制署。(2016)。梅毒防治作業指引。取自 https://www.cdc.gov.tw/File/Get/ZTz2fTlh4Yw_QhF94gqU3A

高美玲總校閱。(2020)。實用產科護理學(八版九刷)。台北市：華杏。

陳翠芳、林靜幸、周碧玲、藍菊梅、徐惠禎、陳瑞娥等合著(2018)。身體檢查與評估指引(三版)。台北：新文京

國民健康署。(2018)。孕婦健康手冊。取自 https://www.hpa.gov.tw/Pages/List.aspx?nodeid=1142

國民健康署。(2018)。孕婦衛教手冊。取自 https://www.hpa.gov.tw/Pages/EBook.aspx?nodeid=1454

國民健康署。(2019)孕婦乙型鏈球菌篩檢。取自 https://www.hpa.gov.tw/Pages/List.aspx?nodeid=196

國民健康署。(2020)。孕婦健康手冊。取自 https://www.hpa.gov.tw/File/Attach/12750/File_15831.pdf

蔡佩珊總校閱。(2013)。健康與身體評估(二版)。台北市：華杏。

臺灣周產期醫學會。(2018)。預防國病B型肝炎，從孕期做起。取自 https://www.tsop.org.tw/health/content.php?SN=5

American Diabetes Association (2000). Report of the Expert Committee on the Diagnosis and Classification of Diabetes Mellitus. Diabetes Care, 23, S4-19.

American College of Obstetricians and Gynecologists (2016) Practice Bulletin No. 159: Management of Preterm Labor. Obstetrics & Gynecology, 127, e29-38.

Cunningham, F. G., Leveno, K. J., Bloom, S. L., Dashe. J. S., Hoffman, B. L., Casey, B. M., & Spong, C. Y. (2019). Williams Obstetrics (25th ed.). New York: McGraw-Hill Education.

Herbst, A., & Källén, K. (2007). Time between membrane rupture and delivery and septicemia in term neonates. Obstetrics & Gynecology, 110(3), 612-618.

Lin, C. H., Wen, S. F., Wu, Y. H., & Huang, M. J. (2009). Using the 100-g Oral Glucose Tolerance Test to Predict Fetal and Maternal Outcomes in Women with Gestational Diabetes Mellitus. Chang Gung Medical Journal, 32, 283-289.

Lowdermilk, D. L., Pertty, S. E., Cashion, K., & Alden, K. R. (2016). *Maternity and Women's Health Care* (11th ed.). Elsevier: Saint Louis.

Marshall, J. & Raynor, M. (2014). *Myles Textbook for Midwives* (16th ed.). Elsevier: London.

Median, T. M., & Hill, D. A. (2006). Preterm premature rupture of membranes: Diagnosis and management. *American Family Physician, 73*(4), 659-664.

National Institute for Health and Clinical Excellence (NICE) (2017). *Intrapartum care: care of healthy women and their babies during childbirth.* CG 190. NICE: London

Norén, L., Östgaard, S., Johansson, G., & Östgaard, H. C. (2002). Lumbar back and posterior pelvic pain during pregnancy: A

3-year follow-up. European Spine Journal, 11, 267-271.

Oyelese, Y., & Smulian, J. C. (2006). Placenta previa, placenta accrete, and vasa previa. Obstetrics & Gynecology, 107(4), 927-941.

Oyelese, Y., & Ananth, C. V. (2006). Placental abruption. Obstetrics & Gynecology, 108(4), 1005-1016.

RCOG (Royal College of Obstetricians and Gynaecologists) 2010a The management of tubal pregnancy. Green-top Guideline No. 21. RCOG, London. Available at www.rcog.org .uk/files/rcog-corp/GTG21_230611.pd

Simkin P., Hanson, L., & Ancheta, R. (2017). The labor progress handbook (fourth edition). New York: Blackwell

Ward, S. L., Hisley, S. M., & Kennedy, A. (2015). Maternal- Child Nursing Care Optimizing Outcomes for Mothers, Children, & Family (2nd ed.). FA Davis: Philadelpia, PA.

World Health Organization (2016). *WHO recommendations on antenatal care for a positive pregnancy experience*: World Health Organization. Retrieved from: https://apps.who.int/iris/bitstream/handle/10665/250796/9789241549912 eng.pdf?sequence=1

Yousef, A. M., Hanfy, H. M., Elshamy, F. F., Awad, M. A., & Kandil, I. K. (2011). Postural changes during normal pregnancy. Journal of American Science, 7(6):1013- 1018.

第五章　待產評估

高千惠　編著

　　待產評估是指當孕婦覺得自己即將生產，而到醫院檢查及準備待產，此時助產師必須評估待產婦女目前的狀況，將檢查結果告知婦女，並鼓勵婦女自己做決定。再根據婦女的決定給予合適的護理指導，並完成紀錄。

一、關鍵指標及相關學理

(一)執行問診，收集以下資料
　　來醫院的原因、子宮規則收縮開始的時間、目前宮縮時不適的位置、是否破水、破水者羊水的顏色、由誰陪伴

　　身體評估是照護待產婦的基礎，身體評估內容包括問診、視診、聽診、觸診等收集資料的方法，收集資料有助於了解個案當下狀況及做正確判斷。

　　1. 來醫院的原因？以了解目前的狀況。

　　2. 目前子宮收縮的情形(frequence,duration)？
　　　是否已有宮縮？如已有規則宮縮，此規則宮縮是何時開

始的 (廖怡惠，2013) ？以了解第一產程開始的時間。

3. 目前宮縮不舒服的部位是在哪個位置？

一般有助於子宮頸變薄及擴張的子宮收縮部位是由背部開始不舒服，之後以波浪方式反射到腹部周圍，且產婦無論做什麼的活動或運動，子宮收縮無法改善，繼續隨著時間的進展而使子宮收縮的強度增加(高美玲，2020)。

4. 是否有破水情形？破水者羊水的顏色？

如果個案主訴好像有水從陰道(下面)流出來，為了確認該孕婦是否已破水，一般在臨床會使用「石蕊試紙」做測試，也就是將「石蕊試紙」(硝基試紙試驗)放在陰道口或者是沾會陰周圍的分泌物來看它的顏色變化。判斷該孕婦是否已經破水，乃經由石蕊試紙的顏色變化來判斷。有些廠牌的「石蕊試紙」原來的顏色是粉紅色，如果它變成藍綠色時，就表示陰道已變為鹼性(故使用前需參考說明書中試紙依據酸鹼度程度而造成試紙顏色變化所代表的意義)。此現象表示已經破水，因為原本我們的婦女的陰道是呈弱酸性，羊水呈鹼性，於是破水後陰道經由羊水流出會呈鹼性。因此使用石蕊試紙時，如「石蕊試紙」由粉紅色變為藍色或藍綠色即代表改名孕婦已經破水了。如孕婦有破水情形，必須進一步觀察羊水的顏色，正常羊水顏色是有點像稻草的顏色，但是如果呈現綠色或黃綠色或黃色的狀況，則判斷胎兒在子宮內已有胎便染色的情形。胎便染色發生的原因為胎兒在子宮內有解排便的情形，最常發生原因是因為胎兒在子宮內有缺氧的狀態，才會使腸蠕動增加，肛門括約肌擴張，於是胎兒會將胎便排入羊水中。因此當發現有胎便染色

時，必需測量胎心音及通知醫師，因為胎便染色可以說是一種危險的徵象(高美玲，2020)。

5. 是由誰陪伴來醫院準備待產？

　　有助於了解待產中婦女的支持系統。

(二)查閱病歷

1. 血液檢查結果：孕婦的血型、Rh型、HbsAg(B型肝炎表面抗原)、HbeAg(B型肝炎核心抗原)、VDRL、GBS。

　(1) 血型、Rh型：血型及Rh型是新住院個案常規必須檢查的項目，以備萬一需要輸血時能做正確的血液準備。一般在臨床對新住院個案會抽血驗「全血球計數及白血球分類」(CBC/DC)，檢驗的內容包括紅血球數目、血色素、平均血球容積、白血球計數、血小板計數、血球容積比、平均紅血球血紅素、平均紅血球血紅素濃度等，以及白血球的次分類，包括嗜中性球、淋巴球、嗜鹼性球及嗜伊紅性球的數目及比例(林偉平，2017)。

表5-1　血液檢查正常值

檢查項目	女性	男性	
血型	A，B，AB，O		
Rh型	(+)　or（－）		
紅血球數目 (RBC)	3.5-5.0	4.0-5.5	10^6 cells/μL
血色素 (Hb)	12-16.0	13-18	g/dL
平均血球容積 (MCV)	80-105		fL
白血球計數 (WBC)	4.5-10.0	5.0-10.0	103/μL
血球容積比 Hct	35-47	38-54	%
血小板計數 (Platelet)	150-400		103/μL

平均紅血球血紅素 MCH	27-34	Pg/Cell
平均紅血球血紅素濃度 MCHC	31-37	gHb/dL
白血球的次分類		
嗜中性球	50-70 %	
淋巴球	20-45 %	
嗜鹼性球	0-1 %	
嗜伊紅性球	0-4 %	

(2) B型肝炎檢查結果有以下三種狀況 (肝病防治學術基金會，2020)：

　　A. HBsAg (-)、HBeAg(-)：表示該孕婦沒有B型肝炎情形，有可能是有感染到B型肝炎病毒，但體內已產生抗體；或從未感染到B型肝炎病毒。

　　B. HBsAg (+)、HBeAg(-)：表示該孕婦已感染到B型肝炎病毒，自己無法產生抗體，以致成為終身的B型肝炎帶原者。

　　C. HBsAg (+)、HBeAg(+)：表示該孕婦已感染到B型肝炎病毒，自己無法產生抗體，以致成為終身的B型肝炎帶原者。此個案必須注意是肝硬化及肝癌的危險群。

就我國B型肝炎現況、B型肝炎傳染方式、以及B型肝炎免疫球蛋白與B型肝炎疫苗注射介紹如下 (國民健康署，2019)：

A. 我國B型肝炎現況：

　　依據衛福部死因統計，每年約13,000人死於慢性肝病、肝硬化及肝癌，慢性肝病及肝硬化為全國主要死因的第9位，肝癌則為全國主要癌症死因的第2位。國人慢性肝病、肝硬化及肝癌的肇因主要為B型肝炎及

C型肝炎，據調查，死於肝癌的病患中，約有70%的人為B型肝炎帶原者，而20%為慢性C型肝炎感染者。B型肝炎帶原者如持續有肝炎的發作，有15-20%會發生肝硬化，大大增加肝癌的發生率。

B. B型肝炎傳染途徑一般分為垂直傳染及水平傳染兩類：

  (A) 垂直傳染：指帶原的母親在生產前後將B型肝炎病毒傳染給新生兒，台灣過去約有40-50%的帶原者經由此途徑傳染。

  (B) 水平傳染：含有病毒的血液或體液透過皮膚或粘膜進入體內而感染，因此輸入未經檢驗之血液及其製劑、共用針頭或注射器、針灸、穿耳洞、紋眉、刺青、共用牙刷或刮鬍刀、不安全之性行為等，都可能感染。

C. B型肝炎免疫球蛋白與B型肝炎疫苗注射：

我國自1986年全面實施幼兒B型肝炎疫苗接種計畫，除全面為幼兒常規接種B肝疫苗，同時提供母親為高傳染性B型肝炎帶原者 (e抗原陽性)之新生兒於出生24小時內儘速注射1劑HBIG，以阻斷母嬰垂直傳染。由於研究顯示提供母親s抗原陽性(e抗原陰性)之嬰兒接種HBIG，可再降低該族群幼兒之帶原比率，且再降低猛爆性肝炎發生的風險。因此自2019年7月之後我國公費HBIG之接種對象擴及母親為s抗原陽性之嬰兒，以再提升阻絕垂直傳染成效(疾病管制署，2019)。嬰兒B型肝炎疫苗的注射時間第一劑為出生24小時內儘速接種。第2劑為出生滿1個月。第3劑為出生滿6個月。

表5-2　阻斷B肝垂直感染的最新政策(參考資料：整理自 2019/06/25衛生福利部疾病管制署的新聞稿發布內容)

	對象	措施
民國107年	HBsAg(+) 且HBeAg(+) 且HBV DNA ≥ 106 IU/mL 的孕婦	孕期28-32週時，公費使用Tenofovir惠立妥(300mg) QD 或是Telbivudine喜必福(600mg) QD 治療，直到產後4週為止
民國108月7月以後	HBsAg(+)孕婦之新生兒(不論母親為 HBeAg為(+)/(-))	產後24小時內，施打公費 HBIG 免疫球蛋白1劑，再加上3劑的B型肝炎疫苗

(3) VDRL(梅毒血清反應)：

檢查結果為Non-Reactive：表示正常；如結果為Reactive：表示疑似感染梅毒需進一步做TPHA(PA)法(梅毒螺旋體顆粒凝集試驗)或FTA-ABS(螢光梅毒螺旋體抗體吸附試驗)做進一步確認。

衛生福利部疾病管制署(CDC)建議孕婦接受梅毒篩檢的時機：孕婦產前接受梅毒篩檢：依據衛生福利部國民健康署「孕婦健康手冊」建議，孕婦應於第1次產檢（妊娠未滿17週，建議於妊娠第12週以前）及第5次產檢（妊娠29週以上，建議於妊娠第32週）接受梅毒篩檢服務。(疾病管制署，2016)

(4) 乙型鏈球菌(Group B Streptococcus, GBS)：

乙型鏈球菌感染(GBS+)被認為是嬰兒出生前後的感染及死亡的重要原因。此菌會造成孕婦無症狀的菌血症、尿道感染，而且容易造成孕婦的子宮內膜炎和傷口感染。在出生後一週的新生兒通常是在分娩的時候被感染GBS；出生後一到三個月的新生兒則被認為是在育嬰室感染 GBS。敗血症、肺炎及腦膜炎是在這兩個時期被感染的嬰兒會出現的相同症狀，嚴重會造成死亡及永久性的神經性後遺症(國民健康署，2016)。

採樣時利用棉棒擦拭陰道外口、會陰處及肛門口進行採檢，準媽媽們不會感到疼痛不適，也不會影響胎兒健康。經過一週的培養過程即可知道結果，建議準媽媽於懷孕35至37週期間進行乙型鏈球菌的培養篩檢。

如果孕婦經篩檢檢驗確知為乙型鏈球菌陽性時，為了預防新生兒乙型鏈球菌的感染，醫師會於待產時給予預防性的抗生素治療。(國民健康署孕產婦關懷網站，2020)

給予孕婦分娩時預防性抗生素治療主要是要阻斷生產時的垂直感染。Ampicillin至少要在生產前4個小時給予，才能在胎兒血液以及羊水達到殺菌濃度（bactericidal concentrations）。Penicillin G也是必須於生產前4個小時給予(李佳容、劉樹泉、鄧森文，2007)。

(5) 懷孕前的體重、目前體重、孕期體重共增加幾公斤：

國民健康署(2016)提醒準媽媽懷孕期間的體重控制很重要，過輕或過重對孕婦或胎兒都不好。最好從懷孕初期就瞭解如何正確攝取營養，合理調控孕期體重。孕期體重增加則要依孕前體重做適度調整，並注意增加的速

度，以保障母子健康。

準媽媽孕期的體重該增加多少？應以其孕前的身體質量指數（Body Mass Index，以下簡稱BMI）值來計算，以做為孕期體重增加調控參考，且須注意體重增加的速度。例如，懷孕前婦女BMI小於18.5屬於體重過輕者，整個孕期建議增加約12.5-18公斤，於第二、三孕期每週增加0.5~0.6公斤；BMI在18.5-24.9之間者，則建議增加11.5-16公斤，於第二、三孕期每週增加0.4-0.5公斤；孕前BMI在25-29.9者為過重或肥胖，增加重量建議控制在7-11.5公斤；BMI≧30、肥胖的準媽媽，整個孕期建議控制在5-9公斤以下（「孕婦健康手冊」之孕期體重增加指引見表5-3）。為了寶寶健康，準媽媽們在懷孕期間不適於減重，建議準媽媽每週測量體重，並擬定適合自己的飲食計畫，做好孕期的體重管理(國民健康署，2016)。

表5-3　孕期體重增加指引(國民健康署，108)

懷孕前的身體質量指數(BMI)	建議增重量	第二和三期每週增加重量
	公斤(磅)	公斤/週(磅/週)
<18.5	12.5-18(28-40)	0.5-0.6(1-1.3)
18.5-24.9	11.5-16(25-35)	0.4-0.5(0.8-1)
25.0-29.9	7-11.5(15-25)	0.2-0.3(0.5-0.7)
>=30.0	5-9(11-20)	0.2-0.3(0.5-0.7)
身體質量指數(BMI)= 體重(公斤) / 身高^2(公尺^2) 資料來源：美國婦產科醫學會(ACOG)		

懷孕胎數	建議增重量	12週後每週增加重量
	公斤(磅)	公斤/週(磅/週)
雙胞胎	總重15.9-20.4(34-45)	0.7
三胞胎	總重22.7(50)	
資料來源：美國膳食營養學會(Academy of Nutrition and Dietetics)		

(6) 超音波結果：是否正常？

在產檢時，國建署的孕婦產前檢查之給付時程及服務項目中，於懷孕20週時有提供一次免費的產檢超音波篩檢。超音波檢查內容主要是量測胎兒大小、羊水量和胎盤位置，以及檢視是否有重大畸形(國建署，2020)。此時期是胎兒異常篩檢的重要時間，檢查重點有胎兒頭圍、雙頂徑、五官結構（是否有兔唇）、心臟四腔室、腹圍、腹腔、是否有胃泡（表示有吞嚥功能）、股骨長、胎盤、羊水量等。其中會利用雙頂徑、腹圍、及股骨長度以預估胎兒懷孕週數及目前體重情形(母胎醫學會，2016)。

（三）執行身體檢查

執行身體檢查前須向個案說明將進行檢查的目的、過程及注意事項。

1. 測量生命徵象及血壓：

體溫正常範圍是：35.0-37.2；腋溫：36.0-37.0，耳溫：

35.9-37.6，肛溫：37.0-38.1。

脈搏正常範圍是：60-100次/分鐘。

呼吸正常範圍是：12-20次/分鐘。

血壓正常範圍是：90-140/60-90 mmHg (蘇惠珍，2015)。

2. 腹部四段式觸診結果：(說出胎兒在子宮底的位置，及大小部份的位置)請見第三孕期關鍵行為。

3. 胎心音：(高美玲，2020)

(1) 正常胎心率是120-160次/分鐘。

   胎心音監測可分為間歇性的監測及持續性監測二種方式：

A.間歇性的監測：胎兒懷孕週數如在37-42週之間，於臨床上常使用的胎心音監測方法是間歇性的監測胎心音。包括配合腹部四段式觸診(Leopold 操作法)先確認胎兒背部的地方，再將胎心筒、或Doppler超音波放在觸診到胎兒背部的地方，建議聽完整的一分鐘並計算胎心音跳動次數。正常胎心率是每分鐘120-160次/分鐘(120-160 bpm)。進入產程後建議聽診的頻率如下：

(A) 低危險待產婦：潛伏期時(規則宮縮到子宮頸口開5公分)每1小時測一次；活動期(子宮頸口開5公分到開10公分)每30分鐘，第二產程時(子宮頸開10公分到胎兒娩出)則每15分鐘聽診一次。

(B) 高危險待產婦：潛伏期時每30分鐘測一次；活動期時每15分鐘，第二產程時則每5分鐘聽診一次。

表5-4　待產婦監測胎心音的頻率

		低危險待產婦	高危險待產婦
第一產程	潛伏期	每1小時測一次	每30分鐘測一次
	活動期	每30分鐘測一次	每15分鐘測一次
第二產程		每15分鐘測一次	每5分鐘測一次

B. 持續性的監測：

臨床上是以電子監測器(Fetal Monitor)持續監測。可分為外監測法及內監測法。目前臨床上絕大部分是使用外監測法。

(A) 外監測法：是一種非侵入性的檢查。主要是有二個器具，分別為測量胎心率的轉送器(fetal hear beat transducer)及測量宮縮壓力的子宮收縮壓力器(tocodynamometer)，分別固定於聽到胎心音最清楚的地方及子宮底下二、三橫指處。注意聽胎心音的轉送器上需塗上透明凝膠(jelly)方能順利傳導胎心音。其優點是可獲知子宮收縮的週期性變化，容易使用。但缺點則是待產婦無法任意活動，有可能因為移動身體或打噴嚏及用腹壓的狀況下會影響監測的數值。

(B) 內監測法：是一種侵入性的檢查，必須在破水的情況下，且子宮頸口至少開2-3公分後，利用無菌技術將依螺旋電極崁入胎兒的頭皮內，以利能持續的監測胎兒的胎心率和顯示子宮收縮的週期性變化。優點是最可取信的檢查結果；缺點是侵入性加上破水可能會導致子宮內感染。

(2) 胎心率基準線：

一般監測結果在間歇性監測胎心音結果方面，主要關注的是每分鐘胎心音的次數，正常範圍是120-160次/分鐘。於持續性電子監測方面，則除注意胎心音次數外，尚關注胎心率的基準線、變異性、有無週期性變化，如有週期性變化是哪一種變化。

胎心率的基準線是指在使用持續性電子監測時，所列印下來的圖形中，觀察二次宮縮間歇期或非宮縮時的胎心率的範圍(可參考：廖怡惠，2013)。一旦確立胎心率的基準線後，即可判讀日後宮縮時胎心率是加速還是減速。

(3) 胎心率變異性：

有關胎心率的變異性指的是胎心率在圖形上呈現不規律的情形，出現此不規律的情形是正常應有的狀態，因為胎心率的呈現是由於體內交感神經與副交感神經作用下所產生的正常變化之狀況。基準胎心率之變異性分為無變異性、極小變異性、一般變異性、中度變異性、及顯著變異性等五種型態（可參考：何美華，2018)。原則有變異性是屬於正常狀態，無變異性或極小變異性發生時，代表此胎兒是處於某種危急的狀況，應特別注意。胎心率之變異性減少通常發生於以下四項可能因素：

A.胎兒處於睡眠或安靜的狀態。

B.胎兒缺氧、酸中毒或瀕臨死亡。

C.母體使用鎮定劑、安眠藥、止痛藥、硫酸鎂。

D.胎兒妊娠週數在32週前或過熟兒。

於胎心率週期性變化方面，主要的週期性變化有胎心率加速及胎心率減速二大類。

胎心率加速指的是胎心音每分鐘數率超過160次/分鐘以上。發生此現象的可能原因包括子宮收縮時，胎兒會出現暫時性缺氧，而產生心跳加速的現象，但是當宮縮結束，陣痛消失時，胎心率又會恢復正常的範圍。此加速現象是正常情形，表示胎兒是處於健康狀態的。

胎心減速是指子宮收縮時，可能是臍帶受壓或子宮與胎盤間血流功能不足，而造成胎心率減速。此現象會造成胎兒缺氧。依照胎心率減速變化與宮縮之間的關係，可分為以下三種減速結果(高美玲，2020；何美華，2018)：

A. 早期減速 (early deceleration)

　　宮縮開始時，胎兒心跳情形亦開始減速，宮縮到最高點時，減速也到最低點，宮縮結束時，胎心減速情形亦消失且回到正常。此情形最常發生在接近分娩前，因為胎頭下降胎頭受到壓迫，使得顱內壓上升，因而造成胎兒腦血流量減少，局部缺氧情況下，刺激副交感神經的迷走神經下所導致的現象。一般針對早期減速現象是無需做特別的處理，繼續觀察即可。

B. 晚期減速 (late deceleration)

　　此減速情形是發生於子宮收縮快結束時，也就是子宮收縮開始時，未發現胎心有減速情形，但到子宮收縮最高點也就是收縮到達高峰期的時候開始出現

胎心速率下降，宮縮結束時胎心率尚未恢復到基準線，但是下次宮縮前會恢復到胎心率的基準線。

發生晚期減速可能的原因有胎盤功能不佳、胎盤早期剝離、過期妊娠、使用麻醉藥等狀況。

發生晚期減速是一種危險徵象，若無進一步處理恐會造成胎兒窒息或胎死腹中。臨床處置為改變待產婦的姿勢成左側臥、給氧、暫停催產素藥物給予、改給林格氏液體靜脈點滴並加速輸液。如上述處理措施執行後30分鐘仍未改善，一般會進一步有介入措施，包括如子宮頸已完全擴張會應用真空吸引將胎兒娩出，否則會盡速採剖腹生產。

C. 變異性減速 (variable deceleration)

此減速情形與宮縮無一定的關係，通常減速的圖形會呈現V字形或U字形或鋸齒狀。

發生變異性減速可能的原因為臍帶受到壓迫。例如臍帶繞頸、臍帶打結等。此時可以請待產婦改變姿勢，使臍帶不受壓迫則該情況即可改善。

4. 宮縮情形：(高美玲，2020)

子宮收縮分為三期，分別為進行期、極期、與退行期，子宮收縮的時間包括：持續時間(duration)、間歇時間(interval)、與頻率(frequency)。持續時間是指子宮收縮開始至子宮收縮結束之間的時間；間歇時間是指一次宮縮結束至下次宮縮開始之間的時間；頻率則是指一次宮縮的開始至下一次宮縮的開始之間所需的時間。一般臨床上紀錄宮縮時間為30-40秒/3-5分鐘，就是指每3-5分鐘宮縮一次，每次宮縮時間為30-40秒。這也就是說3-5分鐘

是頻率，30-40秒是持續時間。

5. 陰道內診(PV)檢查結果：(高美玲，2020)

分別就檢查時的解釋與說明、待產婦的姿勢、過程、及目的說明如下：

(1) 解釋與說明：執行陰道內診前須先向待產婦說明檢查的目的與過程，並允許待產婦問問題。

(2) 姿勢：待產婦須採大腿彎曲呈外展的姿勢，注意適當的遮蓋，以維護待產婦的隱私。

(3) 過程：檢查者須戴上單手無菌手套，並在手套的食指與中指處塗上潤滑油，然後將食指與中指深入待產婦的陰道中。在手指即將伸入陰道前，鼓勵待產婦張開嘴巴哈氣、深呼吸，以協助放鬆身體。

(4) 目的：陰道內診(PV)的執行目的是為了瞭解目前產程進展情形，包括子宮頸擴張(dilation)情形、子宮頸變薄、變短的程度(effacement)、胎兒先露部下降的程度(station)等。

A. 子宮頸擴張情形：可用開幾公分或幾指來表示，注意開一指，是指開2公分。故全開是指子宮頸口開10公分，也就是子宮頸開5指。

B. 子宮頸變薄、變短的程度：一般有二種表達方式。一種是用百分比表示(%)，例如50%，是指變薄程度是以變薄50%；100%則是指子宮頸已完全變薄消失。另一種是以三種變薄程度來表示，分別為：poor、moderate、good。Poor表示子宮頸還是硬的，moderate是指子宮頸呈現中等程度的變薄情形，good則是表示子宮頸已變得很薄甚至已

消失。

　　C.胎兒先露部下降程度：是指胎兒先露部與母體骨
　　盆坐骨脊假想連線的關係。

6. Bloody show：有、無

Bloody show被翻譯為「現血」，現血是一種產兆，它是懷
孕初期於子宮頸外口形成的黏液栓，有助於保護懷孕期
過程中避免細菌的逆行性感染。在胎兒娩出前這個黏液
栓當然會自然脫落。

7. 立即向考試老師報告異常情形，如發現個案有異常情
形，需於登記後1分鐘內報告考試老師，否則此次考試將
被判斷為考試失敗。

（四）將檢查結果告知孕婦

　　目前在台灣對待產婦收入院待產的標準是有不同的規定，所
以孕婦必須在產前即須收集足夠的資料。有的孕婦在網路上得知
有的孕婦會以為即將生產而要至醫院待產，但檢查後卻被醫院
「退貨」，也就是被請回家而感到無比懊惱與不知所措。由於我國
中央健康保險署在給各醫院給付時是採住院診斷關聯群支付制度
(DRG，Diagnosis Related Groups)的關係(中央健康保險屬)，院
方會希望待產婦是在第一產程活動期或子宮頸口開3-4公分以後
再來醫院待產，以減少入院天數。但是一般待產婦大多認為子宮
收縮已經開始不舒服，於是希望來醫院檢查確定是否已經要生
了，且認為不舒服就到醫院會較有安全感，因為認為在醫院時醫
護人員理當會提供協助(Carlsson, 2016)。因此，在醫院的助產師
必須具備足夠的知識與技能，以能在充分評估待產婦的狀況下，
並將評估檢查結果告知待產婦及其家人，並進行雙向溝通與解

釋，最後達成共識。

　　助產師在評估待產婦身體狀況後，會將以下結果告知待產婦及其家人：

　　‧個案為低風險孕婦或高風險孕婦：

　　所謂低風險孕婦是指所做的上述檢查結果都是在正常範圍，而高風險孕婦則是指檢查評估結果有不正常的情形，包括妊娠糖尿病、妊娠高血壓、胎心率不在正常範圍或有陰道出血、胎動減少、破水、視力模糊、頭痛、無間歇性的子宮收縮等狀況。

　　‧目前子宮頸開幾公分：

　　檢查時是採陰道內診，詳細學理請見第三孕期之關鍵行為說明。

　　‧子宮收縮情形(頻率、持續時間)：

　　頻率：表達方式有二種，一種是說明10分鐘內有幾次宮縮或是子宮收縮由此次宮縮宮縮開始到下次宮縮開始，期間共經歷多少時間，共幾分幾秒。

　　持續時間：是指一次宮縮開始到宮縮結束所需要的時間；也就是每次宮縮持續的時間是幾秒鐘。

　　‧目前產程是屬於哪一期？

　　新式產程將第一產程分為潛伏期、活動期二期。原則潛伏期是不鼓勵計算時間的，因為每個人是有個別性的。而且一計時就容易會有措施介入。許多實證研究結果支持活動期後再入院待產，也就是子宮頸口開5公分前不用急得入院待產(WHO,2018)。

（五）向待產婦說明現在住院及回家的優缺點各一項

　　‧如現在住院的優點及缺點為何（至少各說一項）
　　‧如決定回家，不住院，優點及缺點為何（至少各說一項）

當初步檢查發現婦女的檢查結果皆處於正常範圍的狀況下，陰道內診結果發現子宮頸口小於5公分以下，可以與婦女討論現在可以回家繼續等待或是留在醫院的優缺點。討論內容可參考如下：

・如現在住院的優點及缺點如下：

優點：周圍都是醫護人員有人會覺得有安全感、不用再移動，省時間等。

缺點：在院待產時間延長，增加孕婦及家屬的等待焦慮及疲憊感，增加醫療介入如催生或止痛藥物的使用及其可能的副作用。此外，空間受限無法隨意換姿勢、缺乏隱私、支拖枕頭等用物受限、環境吵雜、其實醫護人員也無法給予具體的協助。

・如決定回家，不住院，優點及缺點如下：

優點：回到自己熟悉的家中，可以採取任何自己舒服的姿勢。會讓自己比較舒適、增加自我控制感、自然等待產程的進展

缺點：入院前胎兒狀況較難掌控，非預期事件發生有可能無法立即及時處理，孕婦及家屬有可能須往返醫院多次且比較無安全感等。

（六）鼓勵待產婦做決定，並依照其決定說明注意事項

原則期望第一胎初產婦於活動期（子宮頸口開5cm以後）再入院，潛伏期（<5cm/pv）儘量待在家裡，因為家裡是個案最熟悉的地方，可以依情況休息或採不同的姿勢促進產婦產程進展、經產婦則是有規則宮縮、約5分鐘宮縮1次，再入院待產。

・如果個案決定回家，需向個案說明回家須注意事項包括：危險徵象、活動期徵兆及何時須返院。

1.危險徵象：陰道出血、胎動減少、破水、視力模糊、頭

痛、子宮無間歇性的收縮等。

2. 活動期徵兆：宮縮狀況變密變強，約每3分鐘宮縮一次，每次宮縮持續時間為60秒以上，這種情形持續一小時以上(考量醫院與住家的距離，30分鐘內路程)；主觀覺得胎兒下降，有不自主想向下解大便的感覺。

3. 當出現危險徵象及活動期徵兆時，須返院。

・如決定住院，向個案說明產程應注意事項：

1. 可下床活動。

2. 如覺得有破水情形：有水自陰道流出，無法控制，需馬上告知助產人員。

3. 如有陰道出血、胎動減少、視力模糊、頭痛的症狀出現時，需馬上告知助產人員。

(七)向待產婦及其家屬說明目前適合待產婦的環境布置內容至少二項，及此環境佈置對產程的影響
・昏暗燈光　・安靜環境

---

1. 昏暗燈光

　　光線對健康是有很重要的影響，生產環境的燈光對生產也是有影響的。人工燈光能刺激新皮層，及腎上腺素的釋放，進而抑制生產的生理(Lothian, 2004)。Newburn & Singh(2003)的研究發現56%的待產婦女認為生產環境中能自己調整光線是很重要的。也提出待產時讓待產婦女可以自由控制室內燈光的強度是最容易讓婦女能對其生產環境有所控制的方法；也能提供機會改變心情(Stenglin & Foureur,2013)。較亮的燈光會鼓勵活動，而較暗的燈光能使心情更舒暢(Lothian, 2004)，此外，細心的燈光設計也能讓產房內的環境感覺比較不像醫院(Hauck, Rivers, &

Doherty, 2008; Forbes, et al.,2008; Newburn, & Singh, 2003)。

在生理上，燈光調暗能刺激大腦的松果腺分泌退黑激素 (melatonin)，退黑激素上升有助調節子宮肌層的催產素(oxytocin)受體，調節催產素的釋放，進而增強催產素分泌增加而誘發子宮收縮，以助產程的進展(Forsling, 2000 ; Sharkey. et al, 2009; Sharkey & Olcese, 2007)。

2. 安靜環境

有關待產的環境布置方面，最好是布置得像家一樣的環境，使待產婦覺得安心與熟悉。為了要促進催產素(Oxytocin) 的分泌，建議將環境的燈光調暗一點，因為昏暗的環境能促進退黑激素的分泌，進而會刺激催產素的分泌，以助產程的進展。此外許多研究顯示在待產過程中(Mondy, Fenwick, Leap, Foureur, 2016)，待產婦於子宮收縮時要集中精力來應付子宮收縮，如過程中有其他刺激進入，將會影響她的感受，以及無法好好去應付收縮，所以要布置一個安靜的待產環境。

（八）執行以下三種放鬆及促進休息技巧

1. 按摩

按摩施壓減輕不適的機轉乃是利用門閥理論（gate control theory），刺激大的神經纖維促使疼痛的門閥關閉。按摩部位則包括手部、腿部、背部、薦骨處、肩膀、眉心、太陽穴等。按摩方式主要有環狀按摩、stroking、kneading等三種按摩手法。臨床上常見的按摩依照部位的不同，可分為三種，分別為雙手交互背部按摩法(Criss-cross massage)、手部按摩(hand massage)及足部的三步驟按摩(Three-part foot massage)。分別介紹如下：

(1) 雙手交互背部按摩法(Criss-cross massage)：

作用：此按摩方法主要作用是可以緩解腰酸背痛。

動作：(1) 於宮縮時或是間隔時執行。

(2) 產婦採跪趴姿，並於膝蓋處放置軟墊（或毛巾）。

(3) 伴侶將雙手置於腰部的兩側 (右手在近側，左手在遠側，腰部最細之處)，手指朝向前方交互於腰背部以穩固的力道進行按摩。

(2) 手部按摩 (hand massage)：

作用：讓手部放鬆，不緊繃。

動作：伴侶以雙手分別握住產婦的手，拇指對拇指，分開拇指，以拇指指腹進行按摩。

注意事項：速度緩慢，壓緊時維持3-4秒，再緩慢放鬆。不要將指尖掐入腳內。

(3) 足部的三步驟按摩 (Three-part foot massage)：

作用：讓腿部放鬆，不緊繃。

動作：(步驟1) 以雙手姆指分別放置於待產婦的腳背，拇指對拇指，分開拇指，以拇指指腹進行按摩產婦的腳背 (「 Breaking the popsicle 」 foot massage)。

(步驟2) 手掌揉捏腳掌。如果按摩左腳，用右手放置於個案的左腳跟，穩固地施力道握住腳跟，如同壓擠網球，壓緊、放鬆、壓緊、放鬆重覆數次 (「Squeezing the apple 」foot massage) 。

(步驟3) 以食指、中指指腹待產婦踝關節處進行環狀按摩(Deep massage with fingertips)。

2. 臥床休息

可採側臥，盡量不平躺。

3. 呼吸技巧

目的：使身體放輕鬆為其主要目的(不需拘泥呼吸的形式，如吸123……吐123)。只要產婦因應宮縮很好，則不須因產程進展更換呼吸型態。呼吸次數以每分鐘不超過25次為佳，以避免換氧過度。

執行方法：先生可用手指示或用觸摸方式。例如手往上表示吸氣，往下表示吐氣。手觸摸手臂，由手掌經手臂內側到肩膀是吸氣，由肩膀經手臂外側往手掌方向時則是吐氣。

注意事項：

(1) 利用全身身體檢視(roving over body check)以檢閱及協助身體放輕鬆。

(2) 能留意呼吸速率(每分鐘呼吸次數以不超過25次/分鐘為原則)及是否有過度換氣症候。

(3) 能處理過度換氣情形。

(4) 婦女可以告訴伴侶其指揮的速度是否合適？太快或太慢，以及節奏是否合適 (out good for you)，如婦女眼睛閉著，伴侶可利用觸覺(touch)或聲音指引婦女呼吸的速率。

（九）完成紀錄

紀錄乃指記載主要事實的溝通方式，主要目的是溝通、評估個案。本次考試將以傳統式的紀錄為記錄方式。以文字記錄的資料內容應包括(李淑珣，2018)：

1. 與個案健康有關的行為。

2. 執行醫囑及治療項目。

3. 獨立性的護理活動。

4. 個案對治療及護理的反應。

5. 個案及其他專業人員、家屬、訪客的互動情形。

二、鑑定指標及注意事項

鑑定指標	注意事項
(一)執行問診,收集以下資料: 來醫院的原因、子宮規則收縮開始的時間、目前宮縮時不適的位置、是否破水、破水者羊水的顏色、由誰陪伴	• 受試者必須明確詢問待產婦為什麼到醫院來?如是有子宮收縮情形,必須先了解目前宮縮狀況,包括頻率及持續時間,如已有規則宮縮(是指每5分鐘規則龜縮一次),必須詢問何時開始約5分鐘宮縮一次。 • 如待產婦回答好像有水從下面流出來,則需使用石蕊試紙來確定是否破水。 • 必須詢問這次來醫院是由誰陪同,以了解家人的支持及溝通的對象。
(二)查閱病歷,完成以下紀錄,並向個案說明以下的檢查結果: 1. 血液檢查結果:孕婦的血型、Rh型、HbsAg(B型肝炎表面抗原)、HbeAg(B型	• 受試者必須由病歷資料進一步了解待產婦的懷孕及產科史。向待產婦說明檢查結果,除了幫助產師了解待產婦的狀況也可以讓產婦知道自己的狀況。

肝炎核心抗原)、VDRL。

2. 其他檢查結果：GBS、孕期 體重共增加的體重數、超音 波結果是否正常。

(三)執行身體檢查：做各種檢查前須向個案說明將進行檢查的目的、過程及注意事項。

・測量TPR, BP

・腹部四段式觸診結果：(至少說出胎兒在子宮底的位置，及大小部份的位置)

・胎心音：FHB:____次/分鐘、胎心率基準線：____、胎心率變異性：____、有無異常週期性變化？ 如有，是哪一週週期性變化？

・宮縮情形(由FM圖型向個案說明)：Frequency、Interval、Duration・PV檢查結果：os:____公分、Effacement____%

・Bloody show：有、無。

・如有異常情形，需於1分鐘內向考試老師報告。

・待產婦接受四段式觸診前，需先排空膀胱，且受試者必須依照觸診結果向個案說明。例如受試者請林小姐躺在檢查台上(或床上)，受試者說：「我現在幫您做腹部的觸診」，先從子宮底觸摸開始，一邊觸摸一邊說這裡是您寶寶的屁股，在觸摸子宮的二側，告知寶寶的背在哪一邊、手腳在哪一邊。

・如使用持續性監測，將胎心率的轉送器塗上jelly放在胎兒背部的地方聽胎心音，另一方面將子宮收縮壓力器放在子宮底下2-3橫指的地方以監測子宮收縮情形。

・檢查後依照圖型向林小姐解釋結果：「林小姐，從您剛才所做的胎心音及宮縮的檢查可以知道您寶寶現在的胎心跳動是每分鐘130-140下，胎心率的基準線是在140，胎心率的

跳動是有變異性的，大約是在5-10左右，這些都是在正常的範圍內。而且檢查圖型並沒有異常的週期性變化。子宮收縮情形是每6-7分鐘宮縮一次，每次宮縮持續時間大約20-30秒，子宮收縮間隔時間大約是60秒。這些資料顯示產程是在進行中，是正常的結果。」

• 此模擬情境的考試將以模型來進行陰道內診，內診後須向產婦說明檢查結果。例如：「接下來我要幫您做陰道檢查，以便知道目前子宮頸開口情形及子宮頸變薄變軟的情形。請您先將二腿分開，我等下會戴上手套，用食指和中指進入陰道，過程中可能會有些不舒服，如果您感到不舒服的時候可以告訴我。現在請您把嘴巴張開哈氣，這樣可以讓您稍微放輕鬆！」在陰道檢查方面，戴上無菌手套，注意觀察是否有bloody show，並問待產婦是否有現血情形？陰道檢查後將結果告知林小姐：「現在

	子宮頸已經開了2公分,子宮頸也已經變薄變軟,程度大約50%。」 任何檢查值為異常時,須於1分鐘內報告考試老師,否則本次考試將不通過。
(四)將下列檢查結果告知孕婦,包括: ・個案為低風險孕婦或高風險孕婦。 ・目前子宮頸開幾公分及子宮頸變薄程度。 ・子宮收縮情形(頻率、持續時間) ・目前產程是屬於哪一期?	
(五)向待產婦說明現在住院及回家的優缺點各一項。 ・如現在住院的優點及缺點為何(至少各說一項) 優點:周圍都是醫護人員有人會覺得有安全感、不用再移動省時間等。 缺點:空間受限無法隨意換姿勢、缺乏隱私、支拖枕頭等用物受限、環境吵雜。	受試者須依照上述檢查與評估結果項婦女解釋與說明。如有任何一項遺漏都將導致此次考試失敗。

‧如決定回家，不住院，優點及缺點為何（至少各說一項）。 優點：回到自己熟悉的家中，可以採取任何自己舒服的姿勢。會讓自己比較舒適、自然等待產程的進展。 缺點：有的人會擔心無專業人員在旁協助判斷產程進展，要隨時注意產程進展，在合適的時間到醫院。	
(六) 鼓勵待產婦做決定，並依照其決定說明注意事項。 ‧如果決定回家，需向個案說明回家須注意事項。 1. 危險徵象至少3項 　　危險徵象：陰道出血、胎動減少、破水、視力模糊、頭痛、無間歇性的子宮收縮等。 2. 活動期徵兆至少3項 　　活動期徵兆：宮縮狀況變密變強，約每3分鐘宮縮一次，每次宮縮持續時間為60」，這種情形持續一小時以上(考量醫院與住家的距離，30分鐘內路程)；主觀	

覺得胎兒下降，有不自主想向下解大便的感覺。 3. 何時須返院 　當出現危險徵象及活動期徵兆時，須返院。 ・如決定住院，向個案說明產程應注意事項： 1.可下床活動。 2.如覺得有破水情形(有水自陰道流出，無法控制，需馬上告知助產人員。 3.如有陰道出血、胎動減少、視力模糊、頭痛的症狀出現時，需馬上告知助產人員。	
(七)向待產婦及其家屬說明目前適合待產婦的環境布置內容至少二項，及此環境佈置對產程的影響。 ・昏暗燈光。 ・安靜環境。	
(八)護理指導以下三種放鬆及促進休息技巧。 ・按摩。 ・臥床休息(可採側臥，盡量不平躺)。 ・呼吸技巧。	三種放鬆及促進休息技巧必須完整執行，否則此次考試將會失敗。

| (九)完成紀錄 | 記錄採敘述性紀錄，例如：個案因為自覺規則宮縮而由其先生陪同入院待產，檢查後告知屬於第一產程潛伏期及現在入住及回家後的優缺點後，個案及家人決定先行回家，已告知回家後的注意事項、危險徵象與必須回院的時機。及回家後環境的布置及促進舒適的技巧後，個案及其先生點頭表示了解。個案由其先生陪同下步行出院。 |

評分表

■考生姓名：＿＿＿＿＿＿＿＿ 考官簽名：＿＿＿＿＿＿＿

■測驗項目：待產評估＿＿＿＿＿＿ 准考證編號：＿＿＿＿＿＿＿

評分項目：	F	P	備註
1. 執行問診，收集以下資料： 此次入院的原因、子宮規則收縮開始的時間、目前宮縮時不適的位置、是否破水、破水者羊水的顏色、由誰陪伴。			
2. 查閱病歷，完成以下記錄 ・ 個案的血型、Rh 型、HbsAg(B 型肝炎表面抗原)、HbeAg(B 型肝炎核心抗原)、VDRL、GBS。孕期共增加的體重數、超音波結果是否正常。			
3. 執行身體檢查： 做各種檢查前須向個案說明將進行檢查的目的、過程及注意事項。 ・ 測量 TPR, BP。 ・ 腹部四段式觸診結果：說出胎兒在子宮底的位置，及大小部份的位置所在。 ・ 胎心音：FHB:＿＿ 次/分鐘、胎心率基準：＿＿、胎心率變異性：＿＿、有無異常週期性變化？ 如有，是哪一週週期性變化？ ・ 宮縮情形(由 FM 圖型向個案說明)：Frequency、Duration。			

・ PV檢查結果：os:____ 公分、Effacement ____ %。		
4. 將下列檢查結果告知孕婦，包括： ・ 個案為低風險孕婦或高風險孕婦。 ・ 目前子宮頸開幾公分及子宮頸變薄程度。 ・ 子宮收縮情形(頻率、持續時間)。 ・ 目前產程是屬於哪一期？		
5. 向待產婦說明現在住院及回家的優缺點至 　 少各一項。 ・ 如現在住院的優點及缺點。 　　 優點：周圍都是醫護人員有人會覺得有 安全感、不用再移動省時間等。 　　 缺點：在院待產時間延長，增加孕婦及 家屬的等待焦慮及疲憊感，增加醫療介入如 催生或止痛藥物的使用及其可能的副作用。 ・ 如決定回家，不住院，優點及缺點為何 　　 優點：回到自己熟悉的家中，可以採取 任何自己舒服的姿勢。會讓自己比較舒適、 自然等待產程的進展。 　　 缺點：入院前胎兒狀況較難掌控，非預 期事件發生有可能無法立即及時處理，孕婦 及家屬有可能須往返醫院多次且比較無安全 感等。		
6. 鼓勵待產婦做決定，並依照其決定說明注 　 意事項。 ・ 如果決定回家，需向個案說明回家須注意 事項及危險徵象分別至少3項。		

(1) 危險徵象：陰道出血、胎動減少、破水、視力模糊、頭痛、無間歇性的子宮收縮等。 (2) 活動期徵兆 「宮縮狀況變密變強，約每3分鐘宮縮一次，每次宮縮持續時間為60」，這種情形持續一小時以上 (考量醫院與住家的距離，30分鐘內路程)；主觀覺得胎兒下降，有不自主想向下解大便的感覺。 (3) 何時須返院 當出現危險徵象及活動期徵兆時，須返院 ・如決定住院，向個案說明產程應注意事項至少3項。 (1) 可下床活動。 (2) 如覺得有破水情形（有水自陰道流出，無法控制），需馬上告知助產人員。 (3) 如有陰道出血、胎動減少、視力模糊、頭痛的症狀出現時，需馬上告知助產人員。			
7. 向待產婦及其家屬說明目前適合待產婦的環境布置內容至少二項，及此環境佈置對產程的影響。 ・昏暗燈光。 ・安靜環境。			

8. 護理指導以下三種放鬆及促進休息技巧。			
・按摩。			
・臥床休息(可採側臥，盡量不平躺)。			
・呼吸技巧。			
9. 完成紀錄			

考試結果：□通過　□不通過，不通過之關鍵行為描述：＿＿＿＿＿

＿＿＿＿＿＿＿＿＿＿＿＿＿＿＿＿＿＿＿＿＿＿＿＿＿＿＿

學生簽名：＿＿＿＿＿，對考試結果意見：□同意，□不同意，

不同意原因：＿＿＿＿＿＿＿＿＿＿＿＿＿＿＿＿＿＿＿＿＿

考試老師簽名：＿＿＿＿＿　協調老師簽名：＿＿＿＿＿

病歷資料

姓名：林OO

LMP:108.01.24　　　　EDC：108.11.01

體重變化：

孕前體重	108/11/02
53 Kg	65 Kg

驗血報告：

血型：B

Rh：+

HbsAg：-

HbeAg：-

VDRL：-

GBS：-

超音波結果：正常

護理紀錄

個案姓名：＿＿＿＿＿＿＿＿

時間	宮縮情形	Effacement/dilatation	FHB	護理紀錄

參考資料

中央健康保險署 (2017)。什麼是 *DRG* 支付制度？取自 https://
　　www1.nhi.gov.tw/Content_List.aspx?n=CCB95A682B-
　　3DA6D5&topn=5FE8C9FEAE863B46

母胎醫學會 (2016)。產檢超音波篩檢作業指南。取自 http://www.
　　tmfms.org.tw/images/documents/publication/20161207_Guid-
　　ance_on_Ultrasonic_Screening.pdf)

何美華 (2018)。待產及分娩時的護理評估。於余玉眉總校，產科
　　護理學 (第九版，285-293頁)。台北：新文京。

李佳容、劉樹泉、鄧森文 (2007)。新生兒 B 型鏈球菌疾病之預
　　防。基層醫療，*22(3)*，94-98。

李淑琍 (2018)。紀錄・於蘇麗智等編著。實用基本護理學 - 上冊
　　(八版，123-175頁)。台北：華杏。

肝病防治學術基金會 (2020)。*B* 型肝炎。取自 https://www.liver.
　　org.tw/knowledgeView.php?cat=6&sid=26

疾病管制署 (2016)。梅毒防治作業指引。取自 https://www.cdc.
　　gov.tw/File/Get/ZTz2fTlh4Yw_QhF94gqU3A

疾病管制署 (2019)。*B* 型肝炎免疫球蛋白 *Q&A*。取自 https://www.
　　cdc.gov.tw/Category/QAPage/WhgGPa8ifNOZ7i6iFakM3A

疾管署 (2019年10月16日修改)。肝病簡介。取自 https://www.
　　hpa.gov.tw/Pages/Detail.aspx?nodeid=616&pid=1128

高美玲總校閱 (2020)。實用婦產科護理學 (八版九刷)。台北：華
　　杏。

國民健康署 (2016)。孕婦乙型鏈球菌篩檢。取自 https://www.hpa.
　　gov.tw/Pages/List.aspx?nodeid=196

國民健康署 (2016)。孕期體重調控好 -?e?。取自 https://www.hpa. gov.tw/Pages/Detail.aspx?nodeid=1136&pid=3165

國民健康署 (2019)。孕婦衛教手冊 (第 31 頁)。取自 https://www. hpa.gov.tw/File/Attach/10488/File_11996.pdf

國民健康署 (2019)。孕婦衛教手冊。取自 https://www.hpa.gov.tw/ File/Attach/10488/File_11996.pdf

國民健康署孕婦關懷網站 (2020)。孕婦乙型鏈球菌篩檢衛教單張。取自 https://mammy.hpa.gov.tw/Home/NewsKBContent?id=502&type=01

國民健康署孕婦關懷網站 (2020))e 產前超音波檢查衛教單張。取自 https://mammy.hpa.gov.tw/Home/NewsKBContent/501?-type=01

廖怡惠 (2019)。分娩的過程。於周汎澔總校訂,產科護理學 (四版,8-27頁)。台北:永大。

蘇惠珍 (2018)。生命徵象。於蘇麗智等編著。實用基本護理學 - 上冊 (八版,3-30頁)。台北:華杏。

林偉平 (2017)。臨床檢驗項目:臨床意義與使用說明 (第四版)。新北市:藝軒。

Ayerle, Gertrud M.; Schäfers, Rainhild; Mattern, Elke; Striebich, Sabine; Haastert, Burkhard; Vomhof, Markus; Icks, Andrea; Ronniger, Yvonne; Seliger, Gregor; (2018) Effects of the birthing room environment on vaginal births and client-centred outcomes for women at term planning a vaginal birth: BE-UP, a multicentre randomised controlled trial. Trials, 19(1), N.PAG-N.PAG. (1p).

Carlsson, Ing-Marie(2016). Being in a safe and thus secure place, the core of early labour: A secondary analysis in a Swedish context..

International Journal of Qualitative Studies on Health & Well-Being, 11(1), -N.PAG. 8p

Forbes, I., et al.(2008) . Birthing unit design: researching new principles. Design & Health Scientific Review, 1,47-53.

Forsling, M.L. (2000). Diurinal rhythms in neurohypophysial function, Experimental Physiology, 85S: 179S-186S.

Hauck, Y., Rivers, C. & Doherty, K. (2008). Women's experiences of using a Snoezelen room during labor in Western Australia. Midwifery, 24, 460-470.

Lothian, J. (2004). Do not disturb: the importance of privacy in labor. The journal of Perinatal Education, 13(3), 3-6.

McNeil A; Jomeen J;(2010). 'Gezellig' : a concept for managing pain during labour and childbirth British Journal of Midwifery, Aug2010; 18(8): 515-520. 6p

Mondy, T.; Fenwick, Jennifer; Leap, Nicky; Foureur, Maralyn (2016). How domesticity dictates behaviour in the birth space: Lessons for designing birth environments in institutions wanting to promote a positive experience of birth. Midwifery, 43: 37-47. 11p

Newburn, M. & Singh, D.(2003). Creating a better birth environment. Women's views about the design and facilities: a national survey. National Childbirth Trust: London.

Oden, M. (2001). New reasons and new ways to study birth physiology. International Journal of Gynecology & Obstetrics, 75: S39-S45.

Sharkey, J., Olcese, J. (2007).Transcriptional Inhibition of Oxytocin Receptor Expression in Human Myometrial Cells by Melatonin

Involves Protein Kinase C Signaling. The Journal of Clinical En-
docrinology & Metabolism, 92(10),4015–4019.

Sharkey, J.T., Puttaramu, R., Word. A. et al (2009). Melatonion syner-
gizes with oxytocin to enhance contractility of human myometri-
al smooth muscle cells. Journal of Clinical Endocrinology and
Metabolism, 2009; 94(2): 421-427.

Stenglin, M. & Foureur, M. (2013). Designing out the fear cascade to
increase the likelihood of normal birth. Midwifery, 29(8), 819-
825.

第六章　待產期舒適技巧

高千惠、高美玲　編著

　　待產期舒適技巧是指當待產婦進入第一產程時，助產人員必須依據學理及呈現具實證理論的照護活動，以減輕婦女的不適，或促進產程的進展。

一、關鍵指標及相關學理

（一）執行至少下列一項護理活動

1. 協助改變姿勢

　　(1) 有關待產時的「改變姿勢」，WHO (2018)在基於正向生產經驗的待產照護中有提出相關的建議。對低危險待產婦女於待產時提出有關活動的建議是：婦女於待產過程中要鼓勵其常常活動及採取上半身直立的姿勢。待產過程中自由的活動是一種安全及健康的調適策略，可以支持生理性生產。因此，了解待產過程中自由活動的角色，以及生產過程中靠自己的能力，將帶給婦女更多的自信(Lawrence, Lewis, Hofmeyr & Styles, 2013)。也有研究指出於待產中經常採上半身直立/改變姿位，能幫助婦

女應付產痛而且使用重力原理下能使胎兒下降。以及骨盆骨頭的活動能幫忙胎兒找到最合適的姿勢下降(Simkin, Hanson, & Ancheta, 2017)。

因此可以知道自由的活動或改變姿勢是一種用以達成待產過程中最佳照護之實務活動。改變姿勢則可以減輕疼痛及增加舒適，也能增加待產婦的滿意度(指採上半身直立)(Adachi, Shimada, & Usui, 2003; Miquelutti, Cecatti, Morais, & Makuch, 2009)。也就是說婦女於待產過程中採取上半身直立及經常活動及改變姿勢是可以縮短產程時間、有較少的介入措施、較少的剖腹產、較少的嚴重疼痛、生產經驗比平躺的婦女會有較高的滿意度(Ondeck, 2019)。

(2) 改變身體的姿勢可協助胎兒轉動，運用生產球改變姿勢是更換姿勢很好的方法。以下姿勢可提供參考：(高美玲，2020)

- 側臥
- 半俯臥
- 趴著或跪著，上半身往前靠在椅子或生產球上
- 骨盆搖擺(可坐在生產球上，前後或左右搖擺骨盆)
- 站立和走動
- 慢舞(跳慢舞時先生可合掌施壓力於媽媽的背或髖骨處)，雙腳張開，配合呼吸（2手亦可按媽媽髖關節處）移動身體
- 弓箭步
- 抬高腹部
- 膝胸臥式

(3) 姿勢改變的結論與注意事項：

A. 待產時走路、活動及姿位的改變，不僅可以增強子宮收縮、胎由下降，因而促進產程進展，還有利於緩解背痛不適、降低宮縮疼痛。

B. 建議每30分鐘至一個小時即更換姿勢一次，特別是6-8次子宮收縮後。如果產程沒有進展，就應該更換姿勢。

C. 姿勢的更換以個案舒適／直覺為原則。

D. 善用環境中的工具—伴侶、椅子、床、枕頭、生產球、花生球……等，都是促進改變姿勢、變換活動的很好工具。

2. 指導有規律的身體擺動

關於有規律的身體擺動方面，尤其是骨盆搖擺活動（節奏性讓骨盆左右或來回移動），可以協助子宮內的胎兒找到合適的位置枕前位(OA位)有利產程的進展，進而縮短產程時間(Ondeck, 2019)。身體前傾則有助於胎兒在子宮內重新調整於子宮內的位置(Sutton,2001; Scott,2003; Tully, 2010)，進而有助產程的進展。

3. 冷熱敷

(1) 執行方法：是在子宮收縮的間歇期間，將熱水袋、冰袋、熱或冷的溼毛巾等放在待產婦的背部(通常用冷比較有效，因為冷有麻木作用)。

(2) 注意事項：冷敷之前需確定婦女是溫暖的，假如她的手、腳或鼻子是冷的，冷敷前要把手腳包在溫毛毯中或穿襪子。同時要注意冷敷包或熱敷包和皮膚之間需隔著一層或多層的布，這樣將使婦女感覺到逐漸的增加熱或冷的感覺。

(二)當待產婦主訴背部不適時，指導待產婦執行至少下列四項護理活動

待產婦主訴背部不適時，可能的原因為胎兒的姿勢是枕後位（op位）。枕後位轉成枕前位（右或左）需要轉135度，轉成正枕前位要轉180度。轉的角度越大，所需的分娩時間越多。當胎兒的胎勢是左或右枕後位時，由於枕骨會壓迫薦骨區域，於是待產婦女會主訴背痛不舒服。

面對此情況時待產婦女可以應用體位的改變、骨盆的搖擺（左右搖擺）、採傾斜角度（胎兒脊椎軸與產道形成角度）、持續的活動，可改變骨盆骨骼之間的關係及骨盆的形狀。使胎兒微調成較有利的姿勢。

當疑似非枕前位時，例如枕後位時，可藉由婦女的改變姿勢與增加活動來改變重力、骨盆徑線，以及子宮內與骨盆關節上的各種壓力，進而能利用重力原理或促進骨盆徑線長度微增加而促進胎兒的轉位及下降。於協助減輕待產婦減輕背部不適的方法，介紹如下：

1. 保持身體前傾的姿勢

身體前傾是利用重力原理增加骨盆入口、骨盆腔和骨盆出口的空間，以利胎兒的下降。以下四種姿勢是常見的身體前傾姿勢。

(1) 膝跪姿：又稱四足著地或貓背姿。

(2) 膝胸臥式(open knees chest position)：此姿勢是利用臀高胸低的一種前傾姿勢，可減緩背痛，亦可幫胎兒轉位。此姿勢婦女可一人執行，或是與伴侶一起執行。與伴侶一起執行膝胸臥式(open knees chest position with partner)

此種膝胸臥式又稱為開放式膝胸臥位。方法是先生坐在椅子上，婦女採膝胸臥式時，頭置於伴侶的2腳間，將肩膀靠著伴侶的小腿前面（可於伴侶的二小腿間鋪上毛巾或軟墊，以增加婦女的舒適）。

(3) 跨坐在椅子上(straddle chair)：婦女跨坐於椅子，此姿勢也是一種身體傾斜的姿勢，此種姿勢也有易於伴侶按摩婦女的肩膀與背部，促進婦女的舒適。

(4) 站姿，可前傾靠於配偶的身上。

2. 協助加壓

加壓：是利用門閥理論(gate control theory)，當皮膚受刺激時，大神經纖維活化則會關閉此門戶，進而抑制由小纖維傳遞的疼痛神經的傳導。當加壓於下背部、撫觸腹部皮膚或按摩肌膚時，可阻止疼痛神經的傳遞，進而有效減輕疼痛，增加待產婦身體的舒適。

加壓的方法可分為反向施壓(counter Pressure)、二側髖骨加壓(double hip pressure)、膝壓(knee pressure)等三種。

(1) 反向施壓(counter Pressure)：利用門閥理論(gate control theory)或是因為改變骨盆的徑線而緩解腰痠背痛。例如：婦女趴在球上，先生站在太太後面並將左手放在一側，右手手掌或拳頭往薦骨或髖關節處下壓，問太太下壓於何部位較舒服，先生累的時候可用手軸來按壓。

(2) 二側髖骨加壓(double hip pressure)：婦女跪趴於產球或採膝胸臥式，先生找到髂骨前上棘，雙手分置髖關節兩側併攏呈倒 V 字狀，於子宮收縮時穩定的力道向下內方按壓。

(3) 膝壓(knee pressure)：選擇高度合宜(膝蓋呈90度)的椅子、婦女坐在椅子上，由膝蓋向內推，運用重力向下及

增加骨盆移動性。

3. 指導待產婦做骨盆搖擺運動

骨盆搖擺活動（節奏骨盆左右或來回移動），可以協助子宮內的胎兒找到合適的位置(OA位)有利產程的進展，進而縮短產程時間(Ondeck, 2019)。

骨盆搖擺時可以讓婦女坐在產球上搖擺骨盆；或將產球置於牆壁，婦女背部貼著產球，雙腳打開半蹲站著，以生產球靠牆並將背部靠著，上下或左右搖擺。尤其是產球頂住婦女背部不舒適的部位，然後讓身體及骨盆上下或左右搖擺。如此可減輕婦女背部不適情形，亦可促進產程進展。

4. 協助用手按摩背部不適處

雙手交互背部按摩法(Crisis-cross massage)：

作用：此按摩方法主要作用是可以緩解腰酸背痛。

動作：(1) 於宮縮時或是間隔時執行。

　　　(2) 產婦採跪趴姿，並於膝蓋處放置軟墊。

　　　(3) 伴侶將雙手置於腰部的兩側(右手在近側，左手在遠側，腰部最細之處)，手指朝向前方交互於腰背部以穩固的力道進行按摩。

5. 協助採弓箭步

採不對稱體位，目的在於增加抬腿時側邊的骨盆空間，可稍微改變骨盆內在的形狀，也就是可以增加較多的空間，進而使胎兒有空間旋轉及轉位。當胎兒有較多空間可以轉位時，婦女也會覺得比較舒適。

弓箭步就是一種不對稱體位，是利用下肢承重與輕微伸展髖部外展肌，產生槓桿原理，擴展單側骨盆。可增大骨盆空間，讓胎兒有空間回轉。

（三）且執行時能向個案口述每一活動的原理

有關減輕待產過程中的不適或促進產程進展而使用之方法或活動的原理有二項，分別為疼痛相關理論與重力原理。

1. 疼痛相關理論

疼痛的原因分為生理及心理二個層面，運用下列的相關理論，使用舒適技巧(呼吸、放鬆、姿勢改變、生產球、冷熱敷、芳療、按摩、正向言語鼓勵、冥想、撫觸等)促使婦女減輕疼痛或分散注意力，縮短分娩時間，還可以增加女性自我身體控制感。有關待產期間舒適技巧之相關理論包括門閥理論(Gate control theory)、「害怕-緊張-疼痛」(Fear-Tension-Pain Theory)理論、制約學習理論、與疼痛傳導三途徑等疼痛相關理論(高美玲，2020)，依序說明如下：

(1) 門閥理論(Gate control theory)：

神經掌管「壓力」和「疼痛」的兩條路徑，在從周邊進入大腦中樞前會交會在交會點，通常只能容許一條通行。當其中一條神經在傳導時，另一條就會關閉。刺激大的 A-α、A-β 纖維，可以抑制 C 疼痛纖維的傳導(Melzack & Wall,1965)。門閥理論乃指利用脊髓後角的膠質細胞中的門戶機轉，可調節感覺神經的輸入。當皮膚受刺激時，大神經纖維活化則會關閉此門戶，進而抑制由小纖維傳遞的疼痛神經的傳導。所以如果按壓下背部、撫觸腹部皮膚、局部的使用冷或熱，都可阻止疼痛神經的傳遞，而能有效減輕疼痛，增加待產婦身體的舒適，反之當門閥打開時則會感到疼痛。

(2) 「害怕-緊張-疼痛」(Fear-Tension-Pain Theory) 理論：

待產期間的不舒適除了來自生理的因素所影響，也可能來自心理的因素所造成。「害怕-緊張-疼痛」(Fear-Tension-Pain Theory) 理論是在 1933 年由英國醫師 Dick-Read 所提出的，說明害怕-緊張-疼痛三者是互為因果循環的理論。如果待產中婦女的苦痛是來自於缺乏對生產的相關知識，例如不知道生產時造成疼痛的原因，當子宮收縮導致疼痛而導致婦女緊張害怕時，會使待產婦女的身體肌肉緊張，子宮被肌肉包圍而無法執行有效的子宮收縮，因此會增加待產婦女疼痛的感受。也可能因為對待產過程中會產生的身心變化不清楚，或遇到的身心變化與自己所想像的或所知道的不一樣的時候，會造成待產婦產生害怕，進而緊張，於是身體的疼痛感覺會加劇。因此，如果於懷孕期間婦女能獲得懷孕及待產生產期間的解剖、生理、心理等變化，並學習待產時的各項處理產痛的技巧，也就是在面對待產與生產前具備相關的知識及技能，以及心理準備的狀況下，就可以減少「害怕-緊張-疼痛」的循環產生。例如孕期參加生產教育課程獲得正確的資訊與支持，就能減輕婦女及其伴侶的不確定感與不知所措，進而能減少她們的害怕與緊張，甚至能夠於待產及生產歷程中放鬆身體，如此疼痛與不適即能被減輕。

此外，當待產婦女於產程過程中，如果她的情緒是緊張、害怕時，將會造成胎兒對氧氣的需求增加、進而增加胎兒的壓力。待產婦方面則會增加腎上腺素分泌，導致子宮血流供應減少、宮縮不佳，進而造成產程遲滯、

增加待產婦的疲憊感以及乳酸堆積。

(3) 制約學習理論：

提到制約學習就會想到心理學的條件反射中所提到的一個實驗，就是狗關在籠子裡，一開始鈴噹響時，狗不會有反應；但是看到食物時就會流口水。之後每次給食物前都會先讓鈴噹響，幾次以後，狗一聽到鈴噹聲響起時，就會自然而然的流口水。此即為50年代蘇聯學者Pavlov提出的「條件反射」學說。「精神預防性分娩減痛法」將「條件反射」，也就是「制約學習理論」運用於生產教育課程中。期望經由練習，可以使婦女於待產過程中，當子宮收縮時就讓子宮收縮，其它身體的肌肉則是要放鬆。一般人在子宮收縮不適時，全身其它肌肉也會跟著收縮，進而造成緊張、害怕，自然會增加壓力與疼痛不適。生產教育課程中會教導婦女在子宮收縮的情況中可以使用呼吸技巧或按摩來放鬆身體其它肌肉，以取代原本一遇到子宮收縮就緊張、疼痛的反應。

此制約學習反射主要是在增強大腦皮質層的功能，使皮層和皮層下中樞之間產生良好的協調。但此技巧必須反覆練習到熟練才有辦法達到制約反射的成效。

(4) 疼痛知覺三途徑—不同神經感覺(視、聽、觸、嗅、味、前庭動力覺)、神經傳導、與認知等三個途徑。

疼痛的感受會因人而異，包括文化內涵、情境、當事者的知覺等皆會影響個體對疼痛的感受。在文化內涵方面，文化會影響一個人對疼痛的解讀或對疼痛的學習；在情境方面，端視某情境對當事者的意義，而會影響當事人對疼痛的反應；知覺方面，則需考量當事者在意的

是什麼，而在意的部分是會影響當事者對疼痛的反應。如上述所言，影響一個人對疼痛的反應是複雜且具個別性的。

Melzack (1984)提出疼痛的三個互動的形成因素，分別是感覺-辨識系統、動機-情感部分、及認知-評估等三大互動因素。感覺辨識系統是指身體感官器官的感覺接受器將接受到的疼痛訊息傳遞到大腦。當疼痛的感覺訊號傳到大腦時，大腦會依照個人過去的經驗、文化、記憶，以及感受去影響中樞如何去分析所接受到的疼痛訊號；而個人的知識、專注力、認知策略的應用，以及對某個情況的認知評估，會影響一個人對疼痛的反應與處理。也就是說當中樞接受到疼痛訊息，可能會經由動機-情感部分而有放鬆的反應(或是緊張的反應)，或是經由認知-評估系統而採取相關的認知措施。

茲就感覺-辨識系統、動機-情感部分、及認知-評估部分此三部分做進一步說明：

A. 感覺-辨識系統

面對疼痛時，於感覺-辨識部分，可使用三個周邊接受器，分別是機械性感受器、溫度性感受器、與化學性感受器。這些接受器的神經纖維粗細與髓鞘化程度不同、到大腦皮質的路徑不同，而影響其神經傳導的速度不同。感覺神經的訊息是在傳導速度較快的神經纖維上傳遞，當疼痛與其他肢體感覺同時被傳導時，感覺訊息會比疼痛訊息快一些到達大腦。也就是說痛覺神經是走較慢傳導的神經纖維上傳遞，此時疼痛感會降低。

(A) 機械感受器

機械感受器接受到刺激時，會將刺激其轉變為電能，再傳到大腦。共有五種機械感受器，分別為梅克爾觸體、梅斯納氏小體、巴齊尼氏小體、毛髮末梢觸感受器、關節受體。

a. 梅克爾觸體是位於皮膚表層的神經末梢，多數位於嘴唇、食指、手掌、腳掌與外陰部。此觸體神經具髓鞘化、口徑大，因此加壓此觸體可減低疼痛感。應用的方法是施壓梅克爾觸體的身體部位，例如施壓嘴唇可用護唇膏或親吻；伴侶幫忙抓婦女的手、婦女坐在自己的手掌上、或抓臥床欄、或緊握物件；可站立或將腳掌放在硬的凳子上；或坐在堅硬的表面來讓會陰部受壓。這些方法是可以長時間使用的。

b. 梅斯納氏小體乃位於指尖和無毛皮膚上的神經末梢。可應用指尖在床單上畫圈圈、手指把玩質地柔軟的布料，像天鵝絨、感受伴侶的臉、玩頭髮、用手掌輕拍自己的皮膚、伴侶在婦女的腹部做輕柔的環形按摩、以及沿著頭髮生長方向的緊繃區給予緩慢而穩定的壓力。

c. 巴齊尼氏小體位於皮膚較深處，其訊號會經由背柱路徑快速傳導，可長期使用。應用方法包括：腳放在震動的溫水時、在骨盆區、下背部和脊椎二側的肌肉上使用震動枕頭皆可降低疼痛。

d. 毛髮末梢觸感受器位於頭髮的基底部。刺激這些接受器時會增加疼痛，所以應避免搔癢或輕抓毛

髮根部。

e.關節受體位於關節囊、韌帶和滑液囊中。關節運動和關節壓力會激發這些受體並減少疼痛，所以要激發關節感受器，就需要頻繁的改變位置與動作，包括站立、行走、搖擺、輕輕搖晃關節，以及做骨盆搖擺動作。呼吸技巧可以控制疼痛，是因為呼吸時肋骨中的關節受體在動作中受刺激的原因。

(B) 化學接受器

化學接受器接受化學性的刺激後轉化成電子能量傳到大腦。嗅覺是其中的一種接受器，接受體是位於鼻孔上部的嗅覺膜中。接收器接受刺激後通過無髓鞘的小直徑纖維後再經過嗅覺區域到達生產時管理疼痛的下視丘與邊緣系統這二個重要區域。熟悉的正向氣味，如自己的枕頭套、熟悉的氣味可以在生產時達到鎮靜的效果及消除下視丘引發打戰或逃跑的反應。

(C) 溫度感受器

溫度感受器會將溫度的信息傳給大腦，相同的皮膚可同時接收熱與冷雙重訊息。冰敷可局部鎮痛，但過長的冰敷可能會降低電波在神經纖維的傳導速率。室內溫度維持恆溫，使皮膚溫度維持適當溫度是具有安撫作用的。溫水淋浴及浸泡在溫水裡，溫水的溫度會刺激溫度接受器及機械性接受器而減輕疼痛。淋浴時會刺激移動觸覺的梅斯納氏小體，而溫水泡澡則會刺激梅克爾觸體。

B. 動機-情感部分

疼痛訊號會經由感覺神經到達大腦皮質，並影響皮質下區域。大腦的皮質下區域，包括下視丘、邊緣系統、和網狀結構。這些皮質下區域與情緒控制有關，所以待產婦女除了疼痛感外也可能會經歷到憂鬱、憤怒與恐懼。

C. 認知-評估部分

協助婦女在認知上調節疼痛，例如應用呼吸、注意力集中、注意力分散、正向肯定、口頭指導等方法是屬於認知-評估部分。其對疼痛減輕的效果可以用皮質功能理論作解釋。

大腦有左右腦之分，左右腦半球是以不同的方式在處理訊息。於運作模式方面，左腦是線性的，由部分到整體，也就是按照事件發生順序：是邏輯的、口語的、時間順序的、文字的、合理的、使用軀體神經系統、屬認知。而右腦運作模式方面是整體的、由整體到部分、隨機順序、直覺的、非照時序的、是符號的、衝動/創作的、使用自主神經系統、屬情感的。表6-1與表6-2可以看到左右腦半球常見的技能與運作模式。

表6-1　左右腦半球的運作模式

左腦	右腦
是線性的，由部分到整體	是整體的，由整體到部分
按照事件發生順序	隨機順序
邏輯的	直覺的
口語的	

時間順序的	非照時序的
文字的	符號的
合理的	衝動/創作的
使用軀體神經系統	使用自主神經系統
認知	情感

要減少產程中所經歷的疼痛，可以使用單側或雙側大腦半球參與的認知策略。例如呼吸調節，由於大腦右半球掌管節奏，而左半球管理聆聽呼吸聲與計數。廓清式呼吸是一種左半腦的途徑。

表6-2　腦半球的技能

左腦	右腦
呼吸 (大腦右半球管節奏，左半球管聆聽呼吸聲及計數)	
固定模式的呼吸式使用左腦的時序模式	教練在身體部位的交互施壓作反應，或是當教練碰觸時作呼氣動作(非時序性的右腦路徑)
利用字句來換氣和聽聲音	利用呼吸來想像形狀式右腦活動
夫妻於課堂上學習呼吸模式，是使用左腦的邏輯模式	當夫妻改變與調整呼吸模式時，是右腦的直覺模式
廓清式呼吸	
聚焦(字句包含閱讀)	聚焦 (使用旋律)
圖式聚焦(使用單字)	特定模式的肢體動作 (如行走或搖擺)
語言：讀、說、覆頌、時序	解讀肢體語言
按照指示作	顏色敏銳度
解決問題	圖像
聆聽	觸感和動感認知

	形狀和模式
	詩歌
	節奏

除了使用左右腦外，利用兩個腦半球的技術組合可以有效地同步並最大化大腦應對疼痛的能力。表6-3列出一些婦女可使用的組合技術的範例。

表6-3　左右腦組合策略的範例

每一個句子的第一個策略是左腦功能，句子後面是右腦功能
1. 計算漣漪數目，當你想向投石子到池塘中。
2. 按順序排列彩虹的顏色，並想像換氣吸入這些顏色。
3. 記住這首歌的歌詞「王老先生有個農場」，同時想像每隻動物的氣味、感覺與顏色。
4. 數泡泡的數目，想像自己在吹泡泡。
5. 計算你的步伐，想像自己在走路或跳舞時。

2. 重力原理

是指依照地心引力原理，改變母體的姿勢以順應地心原理或重力原理，以促進胎兒下降轉位。

表6-4　各項非藥物性方式減緩待產婦不適活動的項目、作用原理及注意事項

活動項目	作用原理	注意事項
身體前傾的姿勢	利用重力原理增加骨盆入口、骨盆腔和骨盆出口的空間，以利胎兒的下降。	胎兒與骨盆角度呈一直線注意安全性，婦女身旁需有人陪伴。

協助二側髖骨加壓	利用門閥理論(gate control theory)，當皮膚受刺激時，大神經纖維活化則會關閉此門戶，進而抑制由小纖維傳遞的疼痛神經的傳導	注意加壓的部位正確性 須注意婦女的反應及詢問力道的合適性
骨盆搖擺運動	應用體位的改變、骨盆的搖擺(左右搖擺)、採傾斜角度(胎兒脊椎軸與產道形成角度)、持續的活動，可改變骨盆骨骼之間的關係及骨盆的形狀。使胎兒微調成較有利的姿勢。	1. 如婦女坐在生產球上或產球置於婦女深厚的牆壁，旁邊需有人陪伴並注意安全。 2. 在宮縮時執行效果較佳；陪伴者須穩住生產球，不要壓迫母親腹部。
用手按摩背部不適處	利用gate control theory，刺激大的神經纖維促使疼痛的門閥關閉。	須注意婦女的反應及詢問力道的合適性
採弓箭步	利用下肢承重與輕微伸展髖部外展肌，產生槓桿原理，擴展單側骨盆。可增大骨盆空間，讓胎兒有空間回轉。	注意安全性，婦女身旁需有人陪伴 注意下肢外展時的角度是否正確

（四）至少口述二項注意事項

使用各種減輕疼痛不適或促進產程進展方法或策略時的注意

事項：

1. 使用生產球時充氣約 80-95%，使得兩膝與地面呈 90°。留意地面的平滑、無尖銳物，雙腳自然著地之三角平面，背脊應該是處於輕鬆無壓力的狀態，可同時使用電子胎兒監視器。

2. 無論採用何種姿勢，陪產者都應在旁協助，確保母胎安全。

3. 協助待產婦喝流質液體或是吃點東西，以避免脫水及準備足夠生產的力氣。

4. 隨時觀察母胎生、心理「安適穩定」狀況，必要時提供適當之處置建議。

（五）至少使用二項非藥物性方式減緩待產婦的不適

非藥物性方法是助產師或護理師可以使用來減緩待產婦不適的方法，方法包括冷熱敷、按摩、淋浴或沐浴、加壓、呼吸技巧、集中注意力法、分娩支持、水療、指壓、改變身體姿勢等(高美玲，2020)。分別介紹如下：

1. 冷熱敷(高美玲，2020；邱淑玲、謝佩琳，2015)

   (1) 冷敷：

   A. 減輕疼痛的機轉：

   (A) 降低肌肉溫度及緩解肌肉痙攣。

   (B) 減慢神經傳導速度，阻斷小的神經傳導。

   (C) 麻痺痛覺接受器，有局部麻醉止痛效果。

   B. 執行方法：

   將冷毛巾放在待產婦的臉部、頸部和前胸等部位，能幫助待產的婦女維持清醒及增加活動力。冷敷後頸部

可降低噁心感；用冷或冰袋於背部(薦骨區)可降低背痛；產後使用冰囊於會陰部能減少會陰部腫脹情形。

(2) 熱敷：

  A. 減輕疼痛的機轉：

    (A) 增加局部的血液循環。

    (B) 增加局部皮膚和肌肉的溫度。

    (C) 增加組織代謝。

    (D) 降低肌肉痙攣。

    (E) 小肌肉和皮膚的放鬆。

    (F) 增加疼痛閾值。

  B. 執行方法：

    用溫暖、濕熱的毛巾，將其擰乾並捲起來，在待產的活動期置放在待產婦的腹部下方的位置、以提供舒適。溫暖的濕熱毛巾或熱水袋，能夠於待產過程減少會陰部的不適和增加會陰組織的柔軟度和延展性。

(3) 注意事項：

  A. 待產過程中，婦女對溫度的敏感度是隨著分娩進展而會改變的。

  B. 決定使用熱敷墊應用於婦女之前，必需要先用手觸摸溫度，以確定溫度是合適的。

  C. 絕對不可以將熱敷墊放置在任何會影響硬腦膜外或脊髓麻醉的區域。

  D. 重複使用冷熱之後，皮膚的感受性會降低，要注意不要傷害到婦女的皮膚。

2. 按摩

按摩施壓乃利用 gate control theory，刺激大的神經纖維促使

疼痛的門閥關閉。按摩部位則包括手部、腿部、背部、薦骨處、肩膀、眉心、太陽穴等。按摩方式主要有環狀按摩、stroking、kneading等三種按摩手法。臨床上常見的按摩依照部位的不同有三種，分別為雙手交互背部按摩法(Criss-cross massage)、手部按摩(hand massage)及足部的三步驟按摩(Three-part foot massage)。分別介紹如下：

(1) 雙手交互背部按摩法(Criss-cross massage)：

　　作用：此按摩方法主要作用是可以緩解腰酸背痛。

　　動作：① 於宮縮時或是間隔時執行。

　　　　　② 產婦採跪趴姿，並於膝蓋處放置軟墊。

　　　　　③ 伴侶將雙手置於腰部的兩側(右手在近側，左手在遠側，腰部最細之處)，手指朝向前方交互於腰背部以穩固的力道進行按摩。

(2) 手部按摩(hand massage)：

　　作用：讓手部放鬆，不緊繃。

　　動作：伴侶以雙手分別握住產婦的手，拇指對拇指，分開拇指，以拇指指腹進行按摩。

　　注意事項：速度緩慢，壓緊時維持3-4秒，再緩慢放鬆。不要將指尖掐入腳內。

(3) 足部的三步驟按摩(Three-part foot massage)：

　　作用：讓腿部放鬆，不緊繃。

　　動作：(步驟1) 以雙手姆指分別放置於待產婦的腳背，拇指對拇指，分開拇指，以拇指指腹進行按摩產婦的腳背(「Breaking the popsicle」foot massage)。

　　　　　(步驟2) 手掌揉捏腳掌。如果按摩左腳，用右手放

置於個案的左腳跟，穩固地施力道握住腳
跟，如同壓擠網球，壓緊、放鬆、壓緊、
放鬆重覆數次(「Squeezing the apple」foot
massage)。

(步驟3) 以食指、中指指腹待產婦踝關節處進行環
狀按摩(Deep massage with fingertips)。

3. 淋浴或沐浴(水療法)

水被使用在分娩是自1980年代開始。待產期間能安全且有
效減輕疼痛的方式，包括有浸泡於浴盆中或溫水淋浴。水療法能
使局部血管擴張、肌肉放鬆，所以能降低疼痛。使用於第一產程
時，能促進第一產程、降低產婦血壓；產婦會感覺放鬆及減輕產
痛，以及增進產婦自主性。對新生兒而言，會有較佳的出生經驗
與依附關係之建立。

(1) 作用機轉：

A. 促進產程方面：

溫水浴可降低腎上腺素及其他兒茶酚胺等神經傳導物
質的分泌，而使第一產程之進展較為順利 (Odent,
1983)，這是因為沈浸在水中，感覺刺激及重力影響會
降低所導致。Lenstrup 等人(1987)發現產婦使用水浴
30分鐘到2小時，可加速第一產程中的子宮頸擴張速
度達每小時1.25公分，胎頭下降的速度亦增快為每小
時0.94公分 (Newton, 1992)。

B. 降低血壓方面：

(A) Doniex-Ulman 等人發現，婦女在水浴的第一個小
時後，有妊娠誘發性高血壓的婦女其平均動脈壓會
下降。他們也注意到在水浴之下，腎素─血管加壓

素系統及留鹽激素會被明顯抑制。

(B) Church發現患高血壓的婦女至家庭化的生產中心待產時，當婦女泡在加熱過的池水中時，血壓能在數分鐘內即戲劇性的下降 (Church, 1989)，因此生產池將可被用來治療高血壓。

(2) 產程中泡在水中的優點：

婦女會感覺到更舒適及更能活動、減少腹部的壓力、幫助媽媽保持能量、促進更深的放鬆、減輕疼痛、促進功能不佳的生產之進展、降低血壓、改變知覺讓呼吸更容易、促進第二產程、增加媽媽滿意度、水允許媽媽的背漂浮但又不受傷害、浮力使她失去重量、讓媽媽容易執行蹲姿且持續更久。

4. 加壓

此方法可減輕背痛。於前述減輕背痛時即已介紹（P145）。可用拳頭、手掌或工具來執行加壓。工具方面如用：震動器、七龍珠按摩器、似擀麵棍的按摩器等。用拳頭、手掌或工具按壓婦女的身體，主要目的是在應用門閥理論以減輕婦女的疼痛不適。

5. 呼吸技巧

目的：使身體放輕鬆為其主要目的(不需拘泥呼吸的形式，如吸123……吐123)。只要產婦因應宮縮很好，則不須因產程進展更換呼吸型態。呼吸次數以每分鐘不超過25次為佳，以避免換氧過度。

執行方法：先生可用手指示或用觸摸方式。例如手往上表示吸氣，往下表示吐氣。手觸摸手臂，由手掌經手臂內側到肩膀是吸氣，由肩膀經手臂外側往手掌方向時則是吐氣。

注意事項：

(1) 利用全身身體檢視(roving over body check)以檢閱及協助身體放輕鬆。

(2) 能留意呼吸速率(每分鐘呼吸次數以不超過25次/分鐘為原則)及是否有過度換氣症候。

(3) 能處理過度換氣情形。

(4) 婦女可以告訴伴侶其指揮的速度是否合適?太快或太慢，以及節奏是否合適 (out good for you)，如婦女眼睛閉著，伴侶可利用觸覺(touch)或聲音指引婦女呼吸的速率。

6. 集中注意力法

注意集中的技術包含以下不同的策略：

(1) 節奏性的身體活動：搖動、跳舞、搖擺、踏步。

(2) 往下呼，想像呼的方向是由身體往子宮頸和陰道方向。

(3) 輕輕吸入能量與平靜；呼出痛苦、害怕和疲憊。

(4) 聆聽音樂、同伴的聲音、自己和同伴的呼吸聲、數數聲、歌聲、水聲。

(5) 想像嬰兒的名字、嬰兒的臉、嫩嫩的皮膚、抱著嬰兒的感覺。

(6) 想像子宮頸是打開的：從子宮的中心打開、漸擴散的水波、正開放著花朵。

(7) 外界的注視：眼神的接觸、圓形、花朵、手勢。

(8) 水的影響：波浪、水流、洗掉疼痛、漂浮、暗流。

(9) 觸摸的感覺：自我或其他人的拍打、按摩、握著、抱著、輕拍、擠壓。

(10) 轉化疼痛：正向、強化、引導、進展。

(11) 內在毅力：面對挑戰、通過考驗、克服、達到目標。

(12) 告訴自己：我要冷靜、平和與平靜、嬰兒往下/排出、我

可做到、打開、我能！

7. 分娩支持

包括宮縮之間的支持也就是子宮收縮時的間歇期，可以提供的支持；以及待產期間可以提供的支持。

(1) 宮縮之間的支持：
- 提供液體：水、果汁、茶、電解質的飲料
- 提供能量餐：蜂蜜棒、棒棒冰、酸的糖果或棒棒糖、水果、布丁
- 清涼臉和頸部：以冷布、風扇、噴霧瓶子、眼罩
- 鼓勵休息
- 檢查嘴唇有無乾燥：護唇膏、按摩油
- 建議每小時排尿：跟她一起上廁所

(2) 待產期間的支持：
- 待產過程可自由下床活動，改變姿勢
- 提供熱敷墊在下背、大腿之間、下腹部和會陰
- 建議淋浴、泡澡或生產池：讓水不停的灑在背部／腹部
- 於身上放乾的、溫暖的毛毯或大的濕熱毛巾
- 於會陰噴溫水或放溫暖加壓
- 提供冷敷於下背、前額、頸背
- 檢查燈光、音樂、溫度、補給品
- 陰道檢查期間，於下背放置捲的毛巾，網球或拳頭
- 予以穴位按摩：合谷穴、三陰交、湧泉穴

（六）且執行時能向個案口述每一活動的原理至少一項

表6-5　各項非藥物性方式減緩待產婦不適活動的項目、作用原理及注意事項

活動項目	作用原理	注意事項
冷熱敷	1. 冷敷 (A) 降低肌肉溫度及緩解肌肉痙攣。 (B) 減慢神經傳導速度，阻斷小的神經傳導。 (C) 麻痺痛覺接受器，有局部麻醉止痛效果。 2. 熱敷 (A) 增加局部的血液循環。 (B) 增加局部皮膚和肌肉的溫度。 (C) 增加組織代謝。 (D) 降低肌肉痙攣。 (E) 小肌肉和皮膚的放鬆。 (F) 增加疼痛閾值。	1. 待產過程中，婦女對溫度的敏感度是隨著分娩進展而改變。 2. 決定使用熱敷墊應用於婦女之前，必需要先用手觸摸以確定是不會不舒適的。 3. 絕對不可以將熱敷墊放置在任何會影響硬腦膜外或脊髓麻醉的區域。 4. 重複使用冷熱之後，皮膚的感受性會降低，要注意不要傷害到婦女的皮膚。
按摩	利用gate control theory，刺激大的神經纖維促使疼痛的門閥關閉。	執行時要注意婦女的反應及詢問力道是否合適
淋浴或泡澡	1. 可降低腎上腺素及其他兒茶酚胺等神經傳導物質的分泌，而使第一產	1. 注意水溫的合適性。

	程之進展較為順利。	2. 泡澡時如宮縮情形轉弱，須請婦女暫時離開水池，離開水池須注意保暖。
	2. 因為沈浸在水中，感覺刺激及重力影響會降低所導致。	
	3. 溫水可促進肌肉放鬆	
加壓	應用門閥理論，以減輕婦女的疼痛不適。	注意施壓的力道，及詢問婦女的感受及評價成效
呼吸技巧	1. 認知-評估 2. 放鬆肌肉 3. 轉移婦女對宮縮的注意力	1. 利用全身檢視(roving over body check)檢閱及協助身體放輕鬆。 2. 能留意呼吸速率(每分鐘呼吸次數以不超過25次/分鐘為原則)及是否有過度換氣症候。 3. 能處理過度換氣情形。 4. 婦女可以告訴伴侶其指揮的速度是否合適?太快或太慢，以及節奏是否合適(out good for you)，如婦女眼睛閉著，伴侶可利用觸覺(touch)或聲音指引婦女呼吸的速率。

（七）至少口述二項注意事項

　　各項非藥物性方式減緩待產婦不適活動的項目之注意事項，請見表6-4、表6-5。

二、鑑定指標及注意事項

指標	注意事項
(一)執行至少下列一項護理活動 1.協助改變姿勢至少二次。 2.指導有規律的身體擺動。	考生必須評估待產婦的產程進展及主訴，以選擇合適待產婦的護理活動及舒適技巧。 考試過程中考生必須以產婦的需求為主要考量，也就是執行指標過程不是為達成考試指標為主要考量，不是要產婦滿足您的考試需求。而是依照實際情境，提供以婦女為中心的照護活動。
(二)當待產婦女主訴背部不適時，執行至少下列四項護理活動(活動1為必要呈現項目) 1.身體前傾的姿勢，至少教導以下二項姿勢。 　(1)指導雙手雙膝觸床面或地面的姿勢（跪趴	考生接收到待產婦主訴背部不舒服時，必須提供相關的照護活動。提供指導時，須告知待產婦執行的方法、該方法能減輕背痛的作用的原理、注意事項。教導後須評值待產婦是否能正確執行或回示教，並須評價該方法是否對減輕待產婦的

或四足著地)。

　(2) 協助採膝胸臥式的姿勢。

　(3) 指導跨坐在椅子上。

2. 協助二側髖骨加壓 (double hip pressure)。

3. 指導做骨盆搖擺運動。

4. 執行用手按摩背部不適處。

5. 協助採弓箭步。

(三)向個案口述教導的活動之減緩不適原理至少二項。

(四)至少口述二項注意事項。

(五)至少使用二項非藥物性方式，減緩待產婦的不適。

1. 冷熱敷。

2. 按摩。

3. 淋浴。

4. 加壓。

5. 呼吸技巧。

(六)向個案口述教導的活動之減緩不適原理至少二項。

(七)至少口述二項注意事項。

(八)詢問待產婦對所提供的舒適技巧的感受，無效時改變其他舒適技巧。

背痛是有效果的。如效果不佳，可採用其他方法。例如：「林小姐，您現在有背痛的情形，現在讓身體前傾應該會比較舒服，我們來試試看考生選擇減輕不適的方式後，必須實際執行或以模擬方式口述執行方法。

婦女依照教導執行非藥物性方式減緩不適後，可將手放在婦女身體緊張處檢視有無放鬆。

執行過程需實際操作，如標準化個案沒有感受到被真心的照顧，本次考試會被判定為不通過。

評分表

■考生姓名：＿＿＿＿＿＿＿　　考官簽名：＿＿＿＿＿＿＿

■測驗項目：待產期舒適技巧　　准考證編號：＿＿＿＿＿＿＿

評分項目：	F	P	備註
1. 執行至少下列一項護理活動 　(1) 協助改變姿勢至少二次 　(2) 指導有規律的身體擺動			
2. 當待產婦主訴背部不適時，執行至少下列二項護理活動 (護理活動 1 為必要呈現項目) 　(1) 身體前傾的姿勢，至少教導以下二項姿勢 　　A. 指導雙手雙膝觸床面或地面的姿勢 (跪趴或四足著地) 　　B. 協助待產婦採膝胸臥式的姿勢 　　C. 跨坐在椅子上 　(2) 協助二側髖骨加壓 (double hip pressure) 　(3) 指導做骨盆搖擺運動 　(4) 執行用手按摩背部不適處 　(5) 協助採弓箭步			
3. 向個案口述所教導的減輕背部不適活動之作用原理至少二項			
4. 至少向個案口述執行上述活動的二項注意事項			

5. 至少使用二項非藥物性方式減緩待產婦的不適 　(1) 冷熱敷 　(2) 按摩 　(3) 淋浴 　(4) 加壓 　(5) 呼吸技巧			
6. 向個案口述所教導的活動之減緩不適原理至少二項			
7. 至少口述二項注意事項			
8. 詢問待產婦對所提供的舒適技巧的感受，無效時改變其他舒適技巧			

考試結果：□通過　□不通過，不通過之關鍵行為描述：_____

_____

學生簽名：_____，對考試結果意見：□同意，□不同意，

不同意原因：_____

考試老師簽名：_____　協調老師簽名：_____

參考資料

邱淑玲、謝佩琳(2015)。冷熱療法的護理。於蘇麗智等編著，實用基本護理學-下冊(七版一刷，3-30頁)。台北：華杏。

高美玲總校閱(2020)。實用產科護理學(八版九刷)。台北：華杏。

Adachi, K., Shimada, M., & Usui, A. (2003). The relationship between the parturient's position and perception of labor pain intensity. *Nursing Research, 52*:47-51.

Church, L. (1989). Water birth: one birthing centre's observation. *Journal of Nurse Midwifery, 34*(4), 165-170.

Lawrence, A., Lewis, L., Hofmeyr, G. J., & Styles, C. (2013). *Maternal positions and mobility during first stage labour.* Cochrane Database of Systematic Reviews, (10), CD003934. Retrieved from http://onlinelibrary.wiley.com/doi:10.1002/14651858 pub4/full

Lenstrup, C., Schantz, A., Berget, A., et al.(1987). Warm tub during delivery. *Acta Obstetricia Gynecol ogica Scandinavica, 66*, 709-712.

Melzack, R. & Wall, P.D. (1965). Pain mechanisms: a new theory. *Science, 150*(3699), 971-979.

Melzack, R. (1984). The myth of painless childbirth. *Pain, 19*:321-327.

Miquelutti, M. A., Cecatti, J. G., Morais, S. S., & Makuch, M. Y. (2009). The vertical position during labor: Pain and satisfaction. *Revista Brasileira de Sa_ude Materno-Infantil [serial on the In-*

ternet], 9(4), 393–398, Retrieved August 4, 2014 from. http:// www.scielo.br/ scielo.php?script¼sci_arttext&pid¼S151938292009000400002&lng¼en.

Odent, M. (1983). Birth under water. *Lancet, 24*(31), 1476-1477.

Ondeck, M. (2019). Healthy Birth Practice #2: Walk, Move Around, and Change Positions Throughout Labor. *Journal of Perinatal Education, 28*(2): 81–87. doi: 10.1891/1058-1243.28.2.81

Scott, P. (2003). *Sit up and take notice！Position yourself for a better birth*. Tauranga, New Zealand: Great Scott Publications.

Simkin, P., Hanson, L., & Ancheta, R. (2017). *The labor progress handbook: Early interventions to prevent and treat dystocia* (4th ed.). Hoboken, NJ: John Wiley & Sons. ISBN-10:111917046X

Sutton, J. (2001). *Let birth be born again: rediscovering and reclaiming our midwifery heritage*. Bedfont, Middlesex, UK: Birth concepts.

Tully, G. (2010). Belly mapping.【Condensed by author from *Belly Mapping: How kicks and Wiggles reveal fetal position.*】Bloomington, MN: Maternity House Publishing. Available from www. spinningbabies.com/baby-positions/belly-mapping

World Health Organization (2018). *WHO recommendations: intrapartum care for a positive childbirth experience*. Geneva: World Health Organization.

第七章　分娩技能

高美玲　編著

　　分娩技能是指當子宮頸口開全，進入第二產程時，助產人員依循實證及待產婦女的生理反應進行接生，包含評估合適的用力時機、教導適當的用力技巧，以分娩機轉進行胎兒娩出、斷臍及胎盤分娩，並在新生兒娩出後進行 Apgar Score 的評分與協助進行肌膚接觸，以及協助第三產程胎盤娩出與第四產程的產婦立即性評估。

一、關鍵指標及相關學理

（一）告知個案其目前的情形

　　根據 Dick-Read 的「害怕-緊張-疼痛」概念 (Fear-Tension-Pain concept)，生產時的苦痛來自於待產婦女缺乏生產的相關知識，產生害怕的心理，進而使肌肉緊張收縮，導致疼痛，而疼痛更加劇害怕，促使待產婦女更緊張，也更為疼痛，變成一個負向回饋。因此，個案需要知道產程的進展，以減少恐懼、害怕與擔憂，告知的內容至少應包括：目前處於第幾產程、主要任務為何、會有想往下用力的原因。

待產婦處於第一產程的活動期晚期時，此期主要的任務是促進胎兒下降，更換姿勢(特別是直立式姿勢)、活動(例如骨盆搖擺運動)等，都有利於胎兒下降。當胎頭下降到骨盆腔因由於胎頭壓迫到直腸，通常產婦會有便意感，及向下用力的感受(高美玲，2020)。

（二）向產婦説明目前是否為合適用力的時機，及其原因

第二產程包含二期(Simkin, Hanson, & Ancheta, 2017)：

1. 平靜或休息期：當寶寶的頭離開子宮，肌肉不再像寶寶整個在子宮內般地被拉伸，此時婦女可能平靜地歡迎宮縮，並在宮縮緊緊地環繞胎兒之前藉機消除疲勞。此期肌肉纖維縮短，但待產婦女可能不會感受到宮縮。Kitzinger (2003)將此稱為「休息及感恩」期，可能持續20-30分鐘。一旦子宮再次緊緊地抱住胎兒，通常就開始有迫切想用力；如果沒有，採蹲姿等到胎兒下降至固定(station 0)，可能就會產生想用力感。

2. 活動期或下降期：又回復緊密地子宮收縮，並在每次宮縮的高峰期伴隨有迫切想用力感。如果允許自發性用力，媽媽會順著宮縮用力，並在兩次宮縮間採輕呼吸（light breathing）；她可能想改變姿勢以利胎兒下降。當胎頭著冠時，應提醒個案停止努力用力，讓生產緩慢進行。如果在照護提供者引導下，婦女可能被教導以吹氣來對抗迫切想用力。如果在此時沒有過於活躍地用力，通常讓會陰慢慢伸展，因此不需要進行會陰切開術。

如果子宮頸口未開全、胎頭位置高或是胎位尚未轉為枕前

位，或是沒有迫切想用力的感受而用力時，對母嬰會有不利的結果，例如：子宮頸腫、容易疲憊、骨盆底肌肉群受傷(易導致壓力性尿失禁)、胎兒窘迫等(DiFranco & Curl, 2014)。

(三) 如目前不是用力的時機，應採取下列至少一種方法

1. 吹氣或哈氣

哈氣或吹氣(口吹蠟燭法)能減緩用力的衝動。

2. 改變姿勢

改變姿勢除了可以減少胎頭對直腸的壓迫，進而減少用力的衝動，以身體前傾姿勢為佳，包括坐姿前傾、跪趴姿、側臥等(Simkin et al., 2017)。

(四) 當產婦主訴宮縮加劇或有不自主向下用力時，執行陰道內診(Pelvic examination, PV)

當宮縮加劇、有不自主向下用力、現血量增加、發出後聲門聲音、會陰膨出、大小陰唇撥開分離、肛門膨出如開花般等，皆可能表示產程有進展，進入第二產程的活動期(下降期)，需執行PV確認：(1)子宮頸口是否開全；變薄情形；胎頭下降(station)情形；(2)胎方位是否為枕前位(occiput anterior, OA)(高美玲，2020；Simkin et al., 2017)。

(五) 評估合適用力的時機

適合用力的時機為進入第二產程的活動期時，應該包含下列條件 (Osborne & Hanson,, 2014)

1. 子宮頸口開全。

2. Station 至少為 0 (最好是 +2 以上)。

3. 胎方位為 OA。

4. 有迫切想用力的感覺。

當產婦已達合適用力的標準時，教導產婦採舒適且符合人體工學的姿勢用力，及教導以下技巧：不憋氣用力、隨著子宮收縮的感覺輕輕用力、可以開聲門低吟方式緩慢哈氣。

(1) 符合人體工學的姿勢用力是指以適合生產的姿勢分娩，通常是直立姿，因為可以利用重力讓先露部位貼在子宮頸上，增進宮縮品質，並促進胎兒下降 (Simkin et al., 2017)。產婦採仰臥或是膀胱截石術姿位，除了不利於胎兒下降外，也不利於用力，且宮縮比身體直立時還疼痛，並容易產生姿位性低血壓 (DiFranco & Curl, 2014)。

(2) 用力技巧：

「生理性(自然)用力法」及「引導(教練)用力法」是臨床常見的兩種指導用力技巧，美國婦產科醫學會 (American College of Obstetricians and Gynecologists, ACOG) 在 2017 年減少低風險婦女介入措施的指引中陳述：「考量目前在自然用力相對於閉聲門用力於生產成效的資料有限，應該鼓勵每位婦女採她們想要的及對她最有效的方式用力。」而世界衛生組織 (World Health Organization [WHO], 2018) 的指引中也強調應「建議鼓勵及支持第二產程的產婦遵從自身的感受來用力。」

許多研究記載以「引導式用力法」的潛在性傷害，美國德州西南大學醫學院發現：第二產程時採引導式用力的婦女在產後三個月骨盆底及膀胱功能比教導她們「以遵從自身的感受來用力」

更受損(Low et al., 2010, 2013a, 2013b)。Simpson (2005)發現產婦被教導在子宮頸口開全時即用力並採閉氣呼吸數到10的用力法，寶寶血中氧氣濃度比允許婦女等到迫切想用力時再用力，並且不閉氣用力者來得低。採閉氣用力的婦女較多會陰部撕裂傷。

對於沒有施打硬脊膜外麻醉的生產婦女，鼓勵她們聆聽身體所給的暗號，依照她想要的方式用力，可以做得更好。而施打硬脊膜外麻醉的生產婦女，則可能無法感受到身體所發出的暗號，研究指出讓婦女先休息不積極用力，直到子宮收縮將寶寶推進至+1的下降程度，通常是安全的。經過這段「順著產程用力」(laboring down)時期後，媽媽通常會有迫切想用力感並能自發性用力。如果胎兒下降太慢，有時醫療照護者會採引導用力法(Lemos, Amorim, Dornelas de Andrade, de Souza, Cabral Filho, & Correia, 2017)。

ACOG (2017)將「順著產程用力」放在照護指引中：沒有急產情況的婦女(特別是施行硬脊膜止痛的初產婦)，在第二產程開始時，可以提供1-2小時的休息期(除非婦女有迫切用力感)。

表7-1 「積極/引導」用力及「生理/自然」用力的第二產程照護措施

	積極：引導	生理的：自然
呼吸	閉聲門用力；憋氣	呼氣、嘴巴張開
開始用力	子宮頸全開時	當婦女感到迫切想用力時或是陰道口看到胎頭時
言語暗示	照護者引導	自然的：支持婦女依循自己的迫切感用力(每次宮縮約5-6次用力，每次用力3-5秒)
鼻子	閉聲門；安靜	開聲門；呻吟

肌肉	全身緊繃	僅腹部緊繃
腿	通常將腿舉起並向後拉	沒有抱腿
疲憊	常常提到	婦女控制自己的用力
其他作用	減少心輸出量、胎盤灌流及宮縮品質	子宮和呼吸壓力同步起作用
會陰部	緊繃、較快速地膨出，較多組織受損	逐漸膨出；改善組織的完整率
胎兒	明顯減速	改善氧合

資料來源：Osborne, K., & Hanson, L. (2014). Labor down or bear down-A strategy to translate second-stage labor evidence to perinatal practice. Journal of Perinatal & Neonatal Nursing, 28(2), 117-126.

（六）向老師口述分娩機轉及操作接生技能

分娩機轉是指胎兒通過產道娩出時，為了適應產道各個部分的大小及形狀以及骨盆軸的走向，必須進行一系列的轉動動作，也就是胎兒、產道、產力交替轉化的過程。臨床上枕先露佔95%，又以左枕前位最多見，故以左枕前位的分娩機轉為例(高美玲，2020)。

1. 固定

胎頭雙頂經進入骨盆入口平面，胎頭顱骨最低點接近或達到坐骨棘水平，稱為固定。胎頭進入骨盆入口時呈半屈曲狀態，以枕額徑固定，由於枕額大於骨盆入口前後徑，胎頭矢狀縫坐落在骨盆入口右斜徑上，胎兒枕骨在骨盆前方。

2. 下降

胎頭沿骨盆軸前進的動作，稱下降。下降貫穿在整個分娩過

程中，與其他動作相伴隨。下降動作是間歇的，促使胎頭下降的因素有：宮縮時通過羊水傳導的壓力，由胎體傳至胎頭；宮縮時子宮底直接壓迫胎臀；腹肌收縮；胎體伸直伸長。初產婦胎頭下降速度較經產婦慢，係因子宮頸擴張緩慢及軟組織阻力大的緣故。臨床上觀察胎頭下降的程度，可作為判斷產程進展的重要標誌之一。胎頭在下降過程中，受骨盆底的阻力發生屈曲、內旋轉、伸展、複位及外旋轉等動作。

3. 屈曲

當胎頭以枕額徑進入骨盆腔後，繼續下降至骨盆底，即骨盆軸彎曲處時，處於半屈曲狀態的胎頭枕部遇到肛提肌的阻力，借槓桿作用進一步屈曲，變胎頭固定時的枕額經（11.3cm）為枕下前囟徑(9.5cm)，以適應產道的最小徑線，有利於胎頭進一步下降。

4. 內迴轉

胎頭為適應骨盆縱軸而旋轉，使其矢狀縫與中骨盆及骨盆出口前後徑相一致，稱內迴轉。內迴轉使胎頭適應中骨盆及骨盆出口前後徑大於橫徑的特點，有利於胎頭進一步下降。枕先露時，胎頭枕部位置最低，枕左前位時遇到骨盆肛提肌阻力，肛提肌收縮將胎兒枕部推向阻力小、部位寬的前方，胎枕自骨盆左前方向右旋轉45°至正枕前位，後囟門轉至恥骨弓下方。

5. 伸展

胎頭完成內旋轉後，到達陰道外口時，子宮收縮力、腹肌及膈肌收縮力繼續迫使胎頭下降，而骨盆肛提肌收縮力又將胎頭向前推進，兩者共同作用（合力）使胎頭沿骨盆軸下降向下前方向轉向上，胎頭的枕骨下部達到恥骨聯合下緣時，以恥骨弓為支點，使胎頭逐漸伸展，胎頭頂、額、鼻、口、頦相繼娩出。當胎

頭伸展時，胎兒雙肩徑進入骨盆入口左斜徑或橫徑上。

6. 複位及外旋轉

胎頭娩出時，胎兒雙肩徑沿骨盆左斜經下降。胎頭娩出後，為使胎頭與胎肩成正常關係，枕部向左旋轉45°時，稱為複位。胎肩在盆腔內繼續下降，前（右）肩向前向中線轉動45°時，胎兒雙肩徑轉成與骨盆出口前後徑相一致的方向，枕部需在外繼續向左轉45°，以保持胎頭與胎肩垂直關係，稱外旋轉。

7. 胎兒娩出

胎頭完成外旋轉後，前肩（右）在恥骨弓下娩出。繼之，後肩（左）從陰道娩出。兩肩娩出後，胎體及下肢隨之順利娩出。

> ## （七）當新生兒娩出時，能迅速以毛巾擦乾新生兒身體，以不侵入措施刺激新生兒呼吸，評估 Apgar Scores，並以口述 Apgar Score 結果

擦乾新生兒身體上的羊水，特別是頭部，以防體熱喪失，當胎兒哭聲宏亮且沒有胎便，是不需要進行抽吸。Kellecher 等 (2013) 針對 503 位正常新生兒進行一項臨床隨機試驗，比較球形吸球抽吸，與輕擦臉部、鼻子和嘴巴的結果，研究人員發現兩者作法在新生兒的 Apgar scores 不具差異性，而輕擦臉部、鼻子和嘴巴黏液的新生兒有較佳的含乳及成功哺乳率。不侵入性的刺激呼吸方法包括：輕擦臉部、鼻子和嘴巴的黏液；輕搓揉背部；用毛巾擦拭按摩全身等。

Apgar Score 是美國女醫生 Virginia Apgar 在 1952 年發明的一種對剛出生的新生嬰兒健康狀況快速評核方法，是現今全世界最普遍使用的新生嬰兒健康評估，亦是新生嬰兒護理的其中一樣重要方法。由五項指標組成，每個指標得分為 0-2 分，總分為 0-10

分。五個指標分別為：外觀(Appearance)、脈搏(Pulse)、不快反應(Grimace)、活動(Activity)及呼吸(Respiration)(高美玲，2020)。

表 7-2　Apgar Score 評分表

項目/評分	0分	1分	2分
膚色	全身發紺	四肢發紺	全身紅潤
心跳	小於60次/分鐘	60-100次/分鐘	每分鐘大於100次
呼吸	沒有呼吸	呼吸微弱	宏亮哭聲
肌肉張力	沒有活動	微弱的屈曲	活力良好
對刺激的反應	對刺激沒有反應	對刺激反應輕微	對刺激反應良好

（八）當新生兒娩出時，能將其放置於個案身上執行肌膚接觸

強調立即的母嬰肌膚接觸幫助寶寶的體溫、心跳及呼吸的穩定。因為母親在第二產程分泌兒茶酚胺，多數寶寶出生時都是清醒且渴望看到父母的眼睛，許多寶寶會在產房尋找所熟悉的父親低沉聲音。肌膚接觸也有助於哺乳及依附的生產荷爾蒙分泌增加，這對剖腹生產或是產程中曾接受許多醫療介入的生產特別重要。

瑞典的母乳哺育研究者Widstrom等(2011)的研究指出寶寶在出生後立即放在媽媽的腹部進行肌膚接觸的九個本能階段。不去干擾，寶寶會逐漸的以自己的方式爬向乳房並自行含乳，通常需要長達90分鐘，如果允許寶寶完成這九階段，比較會成功地

母乳哺育。

另外，肌膚接觸也有利於「微生物播種」，越來越多的科學性證據支持，健康地發展免疫系統的「微生物播種」之重要關鍵時刻，是在陰道生產時寶寶經過產道時發生，而肌膚接觸及母乳哺育可以更加強微生物播種 (Dunn, Jordan, Baker, & Carlson, 2017; Simkin et al., 2017)。

（九）向老師口述斷臍的時機，並進行斷臍

Goer 及 Romano (2012) 在「產時優質照護」(Optimal Care in Childbirth) 一書，敘述延遲斷臍在輔助新生兒從胎兒循環轉換為呼吸空氣的重要角色；對於不需要緊急救護的新生兒，研究指出延遲 2-3 分鐘 (或更久) 斷臍有助於轉換期、不會造成危害，並可能促進體內鐵質的儲存至 6 個月大。根據 2013 年一篇考科藍文獻統合 (McDonald, Middleton, Dowswell, & Morris, 2013) 指出：基於越來越多的證據顯示延遲斷臍增加嬰兒早期的血紅素濃度及鐵儲存，因此建議延遲斷臍對足月新生兒而言似乎是有必要的。在 2016 年 12 月美國婦產科醫學會與世界衛生組織、考科藍圖書館及美國護理助產學會共同建議能使所有健康新生兒接受延遲斷臍的處置 (ACOG, 2017)。WHO (2018) 對延遲斷臍的建議是出生後 60 秒以後再進行斷臍；Simkin 等 (2017) 則建議等待臍脈動停止後再進行斷臍。

（十）檢查產道，檢查是否有出血情形

產後出血 (Postpartum Hemorrhage, PPH) 是產褥期的最大合併症，立即性出血的主要原因為子宮收縮不佳，其次為傷口撕裂傷造成 (高美玲，2020)。

（十一）個案出現胎盤剝離徵象時，能向考試老師說明胎盤剝離的四個徵象，且不積極拉胎盤

胎盤剝離的四個徵象包括：(1)產婦腹部的子宮隆起；(2)子宮形狀從圓盤狀變為球狀；(3)讓臍帶變長；及(4)產婦的陰道有少量的血湧出。第三產程的生理性(預期性)處置的原則有：(1)等待出現胎盤剝離的徵象後，讓胎盤在重力下完全自行娩出；或(2)保護子宮，並輕輕牽引臍帶以娩出胎盤。過度的用力拉扯臍帶可能導致臍帶斷裂、子宮外翻或是胎盤剝離不全(高美玲，2020；Simkin et al., 2017)。

（十二）檢查娩出的胎盤，並口述胎盤是否剝離完整

此措施在於確認胎盤是否完整地剝離，檢查時應將胎盤鋪平，先檢查胎盤母體面的胎盤小葉有無缺損。檢查胎膜是否完整，再檢查胎盤胎兒面邊緣有無血管斷裂，能及時發現副胎盤。還應檢查胎盤、胎膜有無其他異常(高美玲，2020)。

（十三）執行產後評估，向個案說明以下檢查結果、結果所代表的意義(檢查結果如有異常，必須向考試老師報告)

產後婦女一般會留在恢復室觀察2小時。護產人員於產後立即照護時應完整評估以下項目(高美玲，2020)：

1. 生命徵象及血壓(TPR、BP)：產後體溫會略微上升，但不會超過38^0C，因為心輸出量的增加，體液容積過量，產後可能會有心跳減慢的現象，脈搏在50-70次/分是正常情形，呼吸介於15-20次/分，血壓應低於140/90mmHg，

但須留意有否血壓過低現象。

2. 子宮底高度、位置、硬軟：子宮收縮是否良好(子宮底高度、位置、硬軟)？須在膀胱排空後執行子宮評估，因為膀胱漲時會影響子宮的硬度、位置。剛生產後的子宮位置為正中、臍上一指或平臍、呈圓球狀且硬，留意子宮是否有偏右，如果偏右，可能是膀胱漲所致，需要先進行誘尿，排空膀胱。子宮如果是軟的，需要協助並教導按摩。

3. 惡露量、色、味、有無血塊：惡露大量是指一小時內浸濕產墊2片。剛生產後，正常惡露應該沒有大量、沒有臭味、有少量血塊，顏色是紅色的。

4. 會陰傷口情形(無紅、腫、熱、痛)：受試者在評估會陰時，要採辛式臥姿，否則就不是正確的評估方法。紅腫熱痛是感染的徵兆。

5. 分泌物：正常產後會陰部沒有分泌物，且沒有臭味；有臭味的分泌物是感染的徵象。

二、關鍵行為及注意事項

關鍵行為	注意事項
(一)告知個案其目前的情形。	此個案子宮頸口開9公分，子宮頸薄化程度為100%，處於第一產程的活動期晚期，因此要告訴個案目前產程進展狀況。例如：「你目前處於活動期，因為子宮頸口還沒有全開至10公分，先暫時不要用力。」，並向產婦說明有便意感的原

	因:「因為寶寶的頭壓迫到直腸,所以你會有想解大便及想用力的感覺,因為子宮頸口還沒有開到10公分,所以我們先不用力,換一下姿勢,看看會不會舒服一些。」
(二)向產婦說明目前是否為合適用力的時機,及其原因。	是否為用力時機及其原因皆須以口頭向產婦說明。例如跟產婦說:「因為子宮頸口還沒有全開至10公分,先暫時不要用力,因為太早用力會讓子宮頸腫、容易疲憊、骨盆底肌肉群受傷。」
(三)如目前不是用力的時機,應採取下列至少一種方法: 1.哈氣;2.改變姿勢	教導在宮縮時哈氣,建議跟著待產婦女一起哈氣直到宮縮結束,可以用手指(或是一張衛生紙)放在待產婦女的口前方,讓個案對著手(或衛生紙)吹氣,並留意哈氣的速度不要太快,以免產生過度換氣症候群,當看到待產婦女產生頭暈、嘴唇麻、口乾舌燥時,一定要放慢速度。更換姿勢最好不要在子宮正在收縮時,協助個案進行一項身體前傾姿勢,包括坐姿前傾、跪趴姿、側臥等。留意姿勢的正確及安全性,並注意隱私。
(四)當產婦主訴宮縮加劇或有不自主向下用力時,執行PV。	執行PV前必須跟個案說明執行的原因,例如:「因為宮縮加劇,有不自主向下用力,表示產程有進展,我要進行內診確認一下。」

	進行 PV 時，要留意使用無菌手套，並使用潤滑劑為維護隱私權需圍上床簾，只露出會陰部；並指導個案在內診時要哈氣，以促進舒適。當違反無菌、未使用潤滑劑，以及沒有注意個案的舒適與隱私皆會導致考試不通過。
(五) 評估合適用力的時機。 (子宮頸口全開及產婦有不自主的想向下用力)	詢問個案想要的用力姿勢，並協助產婦採舒適且符合人體工學的姿勢用力；以平躺或是膀胱截石術的姿勢將導致考試不通過。教導不長期憋氣用力、隨著子宮收縮的感覺輕輕用力、以開聲門低吟方式緩慢哈氣；讓產婦閉氣用力超過6秒以上將導致考試不通過。
(六) 向老師口述分娩機轉及操作接生技能。	以左枕前位為例，用骨盆及娃娃，邊操作邊進行口述分娩機轉(下降、固定、屈曲、內迴轉、伸展、複位及外迴轉、排出)，操作與口述必須一致。留意分娩機轉的順序要正確；操作及口述不完整、不正確，或順序錯誤皆會導致考試不通過。
(七) 當新生兒娩出時，能迅速以毛巾擦乾新生兒身體，以不侵入措施刺激新生兒呼吸，評估 Apgar Scores，並以口述 Apgar Scores 結果。	用毛巾迅速擦乾新生兒身體上的羊水，特別是頭部，以防體熱喪失；不侵入性的刺激呼吸方法包括：輕擦臉部、鼻子和嘴巴的黏液；輕搓揉背部；用毛巾擦拭按摩全身等。 在出生後沒有立即擦乾身體，會導致考試失敗。用拍屁股、打腳底、彈耳朵、

	或 DeeLee 抽吸等方式抽吸口鼻，會導致考試不通過。
	向老師口述 Apgar Scores 結果，例如說：「寶寶的全身皮膚紅潤，但四肢末端發紺；哭聲宏亮；對刺激反應良好；活力佳；心跳大於 100 次/分鐘，故 Apgar Score 為 9 分；五分鐘後因為四肢末端顏色變成粉紅色，故 Apgar Score 轉為 10 分」沒有完整說出評分項目及評分結果，將導致考試不通過。
(八) 當新生兒娩出時，能將其放置於個案身上執行肌膚接觸。	執行肌膚接觸時，新生兒應不穿衣服置於母親胸腹部，並以被單蓋住嬰兒保暖。母親或嬰兒隔著衣服進行肌膚接觸，或是沒有以被單進行保暖將導致考試不通過。肌膚接觸時應留意寶寶放置的位置之安全性，導致寶寶跌落或是呼吸道阻塞會使考試不通過。
(九) 向老師口述斷臍的時機，並進行斷臍。	手測臍脈動，並向老師口述：「目前臍脈動已經停止，我要進行斷臍。」或是告訴老師：「目前已經是出生後一分鐘，我要進行斷臍。」過早斷臍或是沒有口述斷臍的時機將導致考試不通過。

(十) 檢查產道，檢查是否有出血情形。	進行內診檢查必須戴上無菌手套，並指導個案哈氣，陰道內診後要口述：「產道沒有撕裂傷。」 當違反無菌，沒有注意個案的舒適與隱私，以及未口述檢查結果皆會導致考試不通過。
(十一) 個案出現胎盤剝離徵象時，能向老師說明胎盤剝離的四個徵象，且不積極拉胎盤。	向老師說明：「個案腹部的子宮隆起；子宮變為球狀；臍帶變長、且陰道有少量的血湧出，可能是胎盤要剝離了。」一手放於宮底托住子宮，另一手輕拉止血鉗(Kelly)，並輕輕牽引以娩出胎盤。 胎盤剝離徵象無法完整說出、用力牽扯臍帶或是沒有保護子宮會導致考試不通過。
(十二) 檢查娩出的胎盤，口述胎盤是否剝離完整。	檢查時應將胎盤鋪平，並戴上手套，先檢查胎盤母體面的胎盤小葉有無缺損，檢查胎膜是否完整，再翻過面檢查胎盤胎兒面邊緣有無血管斷裂。例如口述：「母體面的胎盤小葉無缺損，胎膜完整，胎盤胎兒面邊緣無血管斷裂。」 胎盤的兩面都要進行檢查，沒有兩面皆檢查，或是口述內容不完整，會導致考試不通過。

(十三)執行產後評估，向個案說明以下檢查結果、結果所代表的意義(檢查結果如有異常，必須向考試老師報告)1.生命徵象、血壓；2.子宮底高度、位置、硬軟；3.惡露量、色、味、有無血塊；4.會陰傷口情形(檢查會陰，必須請婦女採辛式臥式姿勢)；5.有無會陰傷口，如有會陰傷口有無紅、腫、熱、痛；6.分泌物。	需要向個案說明檢查結果及其意義，例如：「O小姐，您的體溫、脈搏、呼吸、血壓為37.5°C、75、20、122/70mmHg，是正常的。目前子宮位於正中，高度和肚臍平，是硬的，如果變軟了，需要按摩，等一下我會教您如何按摩；惡露排出量中，顏色紅，沒有臭味、沒有血塊，是正常的。」 協助個案採辛式臥姿，檢查會陰傷口情形，並告知檢查結果，例如：「O小姐，您沒有施行會陰切開，會陰撕裂傷為一度，不需縫合，傷口沒有紅腫熱痛，沒有分泌物，是正常的。」 口述檢查的內容應完整，且產後檢查時個案的姿勢要正確；留意檢查時若寶寶還在進行肌膚接觸，則必須留意安全，可先將寶寶放在母親的身邊，再進行檢查。違反這些原則將導致考試不通過。

三、評分表

■考生姓名：_____　考官簽名：_____
■測驗項目：分娩技能　　准考證編號：_____

關鍵行為	F	P	備註
1. 告知個案其目前的情形，包括： 目前是屬於第幾產程、主要任務為何、 會有想往下用力的原因			
2. 向產婦說明目前是否為合適用力的時 機，及其原因			
3. 如目前不是用力的時機，應採取下列至 少一種方法 (1) 哈氣 (2) 改變姿勢			
4. 當產婦主訴宮縮加劇或有不自主向下用 力時，執行PV			
5. 評估合適用力的時機 (子宮頸口全開及產婦有不自主的想向下 用力) (1) 當產婦已達合適用力的標準時，教導 　　產婦採舒適且符合人體工學的姿勢用 　　力 (2) 教導以下用力技巧： 　　a. 可閉氣用力，但不超過6秒 　　b. 隨著子宮收縮的感覺輕輕用力 　　c. 以開聲門低吟方式緩慢哈氣			

6. 向老師口述分娩機轉及操作接生技能			
7. 當新生兒娩出時，能迅速以毛巾擦乾新生兒身體，以不侵入措施刺激新生兒呼吸，評估 Apgar Scores，並以口述 Apgar Scores 結果			
8. 當新生兒娩出時，能將其放置於個案身上執行肌膚接觸			
9. 向老師口述斷臍的時機，並進行斷臍			
10. 檢查產道，檢查是否有出血情形			
11. 個案出現胎盤剝離徵象時，能向個案說明胎盤剝離的四個徵象，且不積極拉胎盤			
12. 檢查娩出的胎盤，並口述胎盤是否剝離完整			
13. 執行產後評估，向個案說明以下檢查結果、結果所代表的意義(檢查結果如有異常，必須向考試老師報告) (1) 生命徵象、血壓 (2) 子宮底高度、位置、硬軟 (3) 惡露量、色、味、有無血塊 (4) 會陰傷口情形(檢查會陰，必須請婦女採辛式臥式姿勢) (5) 有無會陰傷口，如有會陰傷口有無紅、腫、熱、痛 (6) 分泌物			

考試結果：□通過　□不通過，不通過之關鍵行為描述：＿＿＿＿＿

＿＿＿＿＿＿＿＿＿＿＿＿＿＿＿＿＿＿＿＿＿＿＿＿＿＿＿＿

學生簽名：＿＿＿＿＿＿＿，對考試結果意見：□同意，□不同意，

不同意原因：＿＿＿＿＿＿＿＿＿＿＿＿＿＿＿＿＿＿＿＿＿＿＿

＿＿＿＿＿＿＿＿＿＿＿＿＿＿＿＿＿＿＿＿＿＿＿＿＿＿＿＿

考試老師簽名：＿＿＿＿＿＿　協調老師簽名：＿＿＿＿＿＿

參考文獻

高美玲總校閱(2020)。實用產科護理學(八版九刷)。台北：華杏。

American College of Obstetricians and Gynecologists (ACOG). (2017). Committee opinion #678: Approach to limit intervention during labor and birth. *Obstetrics & Gynecology, 129*(2), 1-9.

ACOG. (2017). *Delayed umbilical* cord clamping after birth. *ACOG* Committee Opinion #684. Obstetrics & Gynecology, 129(1), 1-6.

DiFranco, J., & Curl, M. (2014). Healthy birth practice #5: Avoid giving birth on your back and follow your body' s urge to push. *Journal of Perinatal Education, 23*(4), 207-210.

Dunn, A., Jordan, S., Baker, B., Carlson, N. (2017). The maternal infant *microbiome* with consideration for labor and birth. *MCN, 42*(6), 318-325.

Goer, H., & Romano, A. (2012). Chapter 13 – Second-stage labor: Lead, follow, or get out of the way? In *Optimal care in childbirth: the case for a physiologic approach*. Seattle, WA: Classic Day Publishing.

Goer, H., & Romano, A. (2012). Chapter 17 – Newborn transition: Don' t just do something there! In *Optimal care in childbirth: the case for a physiologic approach*. Seattle, WA: Classic Day Publishing.

Kelleher, J., Bhat, R., & Salas A, et al. (2013). *Oronasopharyngeal* suction versus wiping of the mouth and nose at birth: A randomized equivalency trial. *Lancet, 382*(9889), 326–330.

Kitzinger, S. (2003). *The Complete Book of Pregnancy and Childbirth (Revised, 4th ed.)*. New York: Random House Inc.

Lemos, A., Amorim, M. M. R., Dornelas de Andrade, A., de Souza, A. I., Cabral Filho, J. E., & Correia, J. B. (2017). Pushing/bearing down methods for the second stage of labour. *Cochrane Database of Systematic Reviews*, Issue 3. Art. No.: CD009124. DOI: 10.1002/14651858.CD009124.pub3.

Low, L. K., Miller, J. M., Guo, Y., Ashton-Miller, J.A., DeLancey, J. O. L., Sampselle, C. M. (2013). Spontaneous pushing to prevent postpartum incontinence: A randomized, controlled trial. *International Urogynecology Journal*, 24(3), 453-60.

Low, L. K., Miller, J. M., Sampselle, C. (2010). Prevention of postpartum urinary incontinence using perineal massage, spontaneous pushing and muscle training. *Female Pelvic Medicine & Reconstructive Surgery,16*(5 Suppl 2), S70.

Low, L. K., Sampselle, C., Miller, J.M. (2013). Spontaneous pushing during 2nd stage labor to reduce risk of incontinence. *Female Pelvic Medicine and Reconstructive Surgery*;

McDonald, S.J., Middleton, P., Dowswell, T., & Morris, P. S. (2013). Effect of timing of umbilical cord clamping of term infants on maternal and neonatal outcomes. *Cochrane Database of Systematic Reviews, (7)*. doi:10.1002/14651858.

Osborne, K., & Hanson, L. (2014). Labor down or bear down-A strategy to translate second-stage labor evidence to perinatal practice. *Journal of Perinatal & Neonatal Nursing*, 28(2), 117-126

Simkin, P., Hanson, L., & Ancheta, R. (2017). *The labor progress handbook: Early interventions to prevent and treat dystocia.* Hoboken, NJ.: Wiley & Sons Inc.

Simpson, K. R., & James, D. C. (2005). Effects of immediate versus delayed pushing during second-stage labor on fetal well-being. *Nursing Research,54*(3), 149-157.

Widström, A. M., Lilja, G., Aaltomaa-Michalias, P, et al. (2011). *Newborn behavior* to locate the breast when skin-to-skin: A possible method for enabling early self-regulation. *Acta Paediatrics, 100*(1), 79–85. doi:10.1111/j.1651-2227.2010.01983.x.

World Health Organization. (2018). WHO recommendations intrapartum care for a positive childbirth experience.

第八章　新生兒身體評估

張靜宜　編著

　　新生兒評估是指應用身體評估技巧於新生兒的照護活動。

　　新生兒身體評估主要目的是評估新生兒適應子宮外生活的狀況，最好於出生後 1~4 小時內完成，最慢不要晚於出生 24 小時完成評估 (高美玲，2020; Anekar & Bordoni, 2020; Feldman & Chaves-Gnecco, 2018; Lehman & Schor, 2016)。新生兒評估，為應用身體評估技巧於新生兒的護理活動。

一、關鍵指標及相關學理

（一）整個評估過程必須在老師面前執行正確的評估方法及實際操作

　　執行過程必須依據關鍵指標確實執行，並依據學理從整體外觀評估，由頭到腳逐一執行。評估環境需要安靜，以利順利執行各項檢查。

　　向老師指出以下的特徵現象是否存在，若有存在，必須指出位置。

1. 皮膚：任何破損、發炎
   (1) 破損：整體檢視新生兒皮膚外觀有無生產過程所致之傷口，正常新生兒皮膚外觀無任何破損的傷口。
   (2) 發炎：檢視新生兒皮膚外觀有無發炎，諸如是否有發紅、腫等發炎徵象。顏色：觀察新生兒身體及四肢皮膚顏色，有無蒼白、紅潤、偏黃、發紺等顏色變化，正常新生兒皮膚外觀應為紅潤，但剛出生時有可能末梢血循不佳而使手指末端呈現發紺現象。
   (3) 顏色：觀察新生兒身體及四肢皮膚顏色，有無蒼白、紅潤、偏黃、發紺等，正常新生兒皮膚外觀為紅潤。

2. 頭顱：囟門的位置、囟門凹陷或膨出、頭血腫、產瘤
   (1) 囟門的位置：正常前囟門為菱形，比後囟門大，一般於12~18個月關閉；後囟門為三角形，一般於8~12週關閉。
   (2) 凹陷或膨出：新生兒於出生過程中可能由於胎頭受壓而出現模塑現象(molding)，使得頭骨出現不對稱情形。此為正常現象，不需特別處理，約出生後1~2週即會恢復。新生兒哭泣用力時會使顱內壓有暫時性上升情形發生，使囟門有膨出的現象產生，但哭泣停止時則囟門恢復平整現象，此為正常現象。若新生兒前囟門有凹陷現象，為疑似脫水現象的重要指標，所以新生兒一出生需評估頭骨部分。
   (3) 頭血腫：為新生兒顱骨與骨膜間血管破裂導致血液聚積的狀況，可能為單側或雙側，一般為界線明顯，不會跨越骨縫合線的腫脹。多見於難產或真空吸引生產者，通常於出生後1~2天出現，2週~3個月後會消失。
   (4) 產瘤：常見於頭產式生產者，出生時胎頭受壓，使局部

血管受壓，靜脈回流緩慢，導致骨膜上水腫，腫脹區域會超過骨縫合線，於出生後12小時至數天時可被吸收。

3. 眼睛：結合膜下出血及分泌物

   (1) 結合膜下出血：須評估虹膜是否有出血點。

   (2) 分泌物：先評估新生兒眼睛的分泌物，正常出生時是無異常分泌物的。有分泌物則懷疑是否有細菌感染。

   (3) 眼的外觀：新生兒眼睛因為神經肌肉尚未成熟，有暫時性斜視情形，另評估新生兒的雙眼是否對稱，及其出生時的眼距，正常眼距為3.5~5.5cm，<3.5cm為小眼症，>5.5cm則疑似為唐氏症，需進一步檢視。

4. 耳朵：耳朵上緣是否低於眼外眥連線

   (1) 耳朵上緣：正常新生兒耳朵位置應超過或正好位在眼睛外眥的水平假想線上，若耳朵上緣頂點低於眼外時，可能伴隨新生兒染色體異常及其他身體缺陷。

   (2) 耳廓形狀：評估新生兒頭部之耳道形狀，耳翼弧度良好，耳廓成形，反彈後可馬上回復，足月兒耳多軟骨較厚，形狀固定；若是早產兒耳多軟骨較薄，易褶疊。

5. 鼻子：鼻翼搧動

   (1) 鼻翼搧動：正常新生兒出生時無鼻翼搧動。

   (2) 外觀：評估新生兒鼻子之形狀，正常新生兒鼻子鼻中膈垂直位於臉中線。

   (3) 分泌物：新生兒正常出生時，鼻子僅少許羊水，無異常分泌物；若有異常分泌物，須留意其性狀，是否為分娩過程所致的胎便吸入，並適時評估協助抽吸移除。

6. 口腔：兔唇、顎裂

   (1) 兔唇：正常新生兒出生時無兔唇。唇裂與顎裂（Cleft lip

and cleft palate），常被合稱為唇顎裂，是一系列包含唇裂（CL）、顎裂（CP）、或二者皆有的疾病（CLP）。唇顎裂常包含上顎裂到鼻腔，甚至裂到耳朵都有可能；裂口可能發生在嘴唇或下顎的單側、雙側、或是中間。唇裂與顎裂係肇因於面部組織在產前的發展未能成功接合，這是一種先天性障礙，可經由外科手術修復。唇裂手術通常會在新生兒出生後的幾個月進行，同時亦須配合言語治療及牙齒保健。經過得宜照護之患者，治療成效良好(Wogden, Norman, & Dibben, 2019)。

(2) 顎裂：正常新生兒出生時無顎裂。顎裂可能會造成進食問題、口語表達問題、聽力問題、以及耳道感染。顎裂手術則應在新生兒出生18個月內，同時亦須配合言語治療及牙齒保健。經過得宜照護之患者，治療成效良好(Wogden, Norman, & Dibben, 2019)。

7. 胸部：肋間凹陷、劍骨凸出及呼吸時胸腹部起伏不一

(1) 肋間凹陷：正常新生兒出生時呼吸無肋間凹陷情形。評估時須觸摸新生兒呼吸時兩側胸廓移動是否一致。若有評估到新生兒出生時呼吸肋間凹陷情形，需聽診新生兒胸部呼吸音，判斷為何種異常呼吸音，通知醫師進一步處置。醫療人員須知道正常新生兒呼吸音為氣管音、支氣管音、支氣管肺泡音、肺泡音。而異常呼吸音為喘鳴音(wheezes)、乾囉音(rhonchi)、囉音(rales)、哮鳴音(strifor)。

(2) 劍骨凸出：正常新生兒出生時呼吸無劍骨凸出情形，呼吸時胸腹部起伏一致。若有評估到新生兒出生時呼吸劍骨凸出情形，需聽診新生兒胸部呼吸音，判斷為何種異

　　常呼吸困難，通知醫師進一步處置。

8. 腹部：臍根部分泌物 必須使用棉棒實際操作

　　剛出生的新生兒須進行新生兒臍帶評估，用棉棒檢查剛出生的新生兒臍帶是否有2條臍動脈、1條臍靜脈，同步觀察臍帶顏色，乾燥或潮濕，是否有分泌物，有無異味，以及肚臍周圍是否有紅斑或紅腫。

9. 背部：脊柱完整性有無脊裂

　　正常新生兒出生時脊柱完整性無脊裂情形。評估操作時將新生兒挺直背部，檢查有無側彎、脊柱完整與否、有無膨出、脊椎底有無毛痣。

10.臀部：臀部皺褶對稱（需拉腳檢視）、蒙古斑

　　檢查新生兒臀部皺褶，執行過程需拉兩腳檢視，同時檢查新生兒臀部腰薦椎處是否有界限不明顯，及形狀不規則的蒙古斑，一般多位於臀部、背部和大腿發現新生兒蒙古斑，約於1~5歲會漸漸消褪。

11. 生殖器

　(1)　女嬰：大陰唇覆蓋小陰唇、陰道分泌物、處女膜懸垂物、假性月經。

　　　A.大陰唇覆蓋小陰唇：此部分執行新生兒觸診時，須確實觸診新生兒大、小陰唇有無腫塊。正常足月女嬰出生時陰唇肥大，大陰唇覆蓋小陰唇，表示其夠成熟，而早產兒則呈現大小陰唇分開明顯。

　　　B.陰道分泌物：足月女嬰因為受母體內激素影響分泌的白色物質，通常會在1週左右消失。若白色分泌物，持續超過1月以上，存在女嬰私處發炎或感染其它疾病的風險，建議即時就醫。

C.處女膜懸垂物：10%足月女嬰因母體雌激素，造成處
女膜肥厚成粉紅色下垂物稱為處女膜懸垂物，一般2~4
週會回復到陰道內。

D.假性月經：因妊娠後期母親雌激素進入胎兒體內，出
生後雌激素中斷，形成女嬰類似月經出血為正常生理
現象，無需做任何處理，一般持續一週左右會自然消
失。如果女嬰陰道出血量較多、持續時間較長，需考
慮是否為新生兒出血性疾病，建議即時就醫。

(2) 男嬰：睪丸下降，檢查時需適當固定。

正常足月男嬰出生時，睪丸已下降在陰囊內。此部分執
行新生兒觸診時，須確實觸診新生兒兩側睪丸是否在陰
囊內，一次固定一邊睪丸執行觸診，做完一邊評估，換
另一側睪丸，同時評估睪丸大小是否相同、呈橢圓形、
固定、平滑、有彈性且能自由移動，是否有單側或雙側
睪丸未下降。若是早產兒男嬰的睪丸尚未下降到陰囊內。

12.肢體：左右腳趾或手指獨立分開各五

(1) 左右腳趾：正常新生兒出生時左右腳趾完整。評估時需
一根根數左右腳趾獨立分開各五，確認肢體數目完整，
評估有無多指、少指、併指、畸形，以及指甲有無過長
等。

(2) 左右手指：正常新生兒出生時左右手指完整。評估時需
一根根數左右手指獨立分開各五，屬完手指，確認肢體
數目完整，評估有無多指、少指、併指、畸形、指甲有
無過長以及手掌有無斷掌(高美玲，2020; Anekar & Bor-
doni, 2020; Feldman & Chaves-Gnecco, 2018; Lehman &
Schor, 2016)。

13.反射：尋乳反射、吸吮反射、驚嚇反射、抓握反射(手腳皆須
測)、巴賓氏反射。參考資料(高美玲，2020; Anekar & Bor-
doni, 2020; Feldman & Chaves-Gnecco, 2018; Lehman &
Schor, 2016)

反射名稱	測試方法	消失時間
(1)Rooting re-flex(尋乳反射)—中樞神經	以手指輕觸新生兒一側的臉頰或嘴角，觀察新生兒是否轉向刺激源，同時出現張開嘴巴的動作。	持續3-4個月
(2)Sucking re-flex(吸吮反射)	以手指輕觸新生兒的嘴唇，觀察新生兒嘴唇是否出現吸吮的動作。	持續3-4個月
(3)Startle reflex-(驚嚇反射)—臂神經受損	在新生兒的身旁，以不碰觸新生兒的情況下拍手，觀察新生兒手臂是否出現外展，手肘彎曲且拳頭緊握的動作。	4個月
(4)Grasping re-flex(抓握反射)	手指伸入新生兒手掌處，觀察五個手指是否可以緊握測試者的手指。正常新生兒的手掌抓握力量很強，可以藉此將平躺的新生兒拉成坐姿。以手指輕觸新生兒的腳掌球區處，觀察大拇趾及其餘四個腳趾是否會向下扣住測試者的手指。	手：3個月腳：8個月
(5)Babinski's reflex(巴賓斯基氏反射)—錐體運動路徑	以手指或反射槌的柄沿著新生兒腳跟由外側往上向畫線，正常情況下會出現大拇趾向上翹，其餘四趾張開呈扇形。	8-12個月

(6)Blinking re-flex(角膜反射)	手電筒照向新生兒的眼睛,或以棉架輕觸外眼角,觀察是否會出現眨眼動作。	持續一生
(7)Swallowing reflex(吞嚥反射)—子宮內	以手指輕觸新生兒的嘴唇,觀察新生兒吸吮後有無吞嚥的動作	持續一生
(8)Gag reflex (作嘔反射)	以壓舌板輕壓舌的根部,觀察是否誘發作嘔反射	持續一生
(9)Moro reflex (擁抱反射)—腦部受損、核黃疸、臂神經受損	以手支撐新生兒的頭頸部及臀部,再迅速讓其頭背部下降30度,觀察新生兒四肢的動作。新生兒的四肢先外展並伸直,兩手的大拇指與食指彎曲成C字形,其餘手指張開呈扇形。而後四肢屈曲,拳頭緊握,恢復原來手腳的姿勢。新生兒臂神經叢受損或鎖骨骨折時,患側的手會無法出現正常的驚嚇與擁抱反射,可能呈現下垂現象。若新生兒出現顱內出血或核黃疸腦損傷時,會造成對驚嚇與擁抱反射的測試皆無反應。	持續3-4個月
(10)Tonic neck reflex(頸部強直反射)—中樞神經	讓新生兒平躺,頭與身體成一直線,再以較迅速但輕柔的動作將新生兒的頭轉向一側,新生兒的同側手腳會伸展,異側手腳會屈曲。正常的新生兒,不一定每次的測試都	持續3-4個月

	能誘發正常反射反應，所以若未出現此反射時，可以繼續觀察。	
(11)Stepping reflex(踏步反射)	將新生兒自腋下抱起，雙足自然下垂，接觸平坦桌面或床面，觀察新生兒雙腳是否交替出現屈曲與伸展，好像踏步的樣子。	持續 3-4 星期
(12)Crawling reflex(爬行反射)	讓新生兒俯臥，腹部接觸平坦的床面，觀察新生兒的手與腳是否會出現爬行動作。	持續 6 星期

14.髖關節：歐式徵象、巴氏徵象、雙腿長短是否一致、有無脫臼

(1) 歐氏徵象：為將新生兒大腿外展，可聽到或感受到卡答聲音，則為先天性髖骨節脫臼，通常於嬰兒1~2個月大時會消失，乃因此時的股骨頭已無法再回復。

(2) 巴氏徵象：握住新生兒的大腿並輕輕往下施壓，作內展動作，可感覺到股骨頭在關節內滑脫，則為先天性髖骨節脫臼。

(3) 雙腿長短是否一致：若新生兒的雙腿長短不一致，新生兒的大腿或臀部皮膚的皺褶不對稱，患肢之皺褶較多。

15.其他學理

目前臨床上廣為使用的「新巴拉德評估表」(New Ballad Scile: NBS)是巴拉德(Ballard, 1991)簡化後的修訂版，適用於妊娠20~44週出生者。使用時機最適於新生兒出生後，生理狀況穩定時進行評估。由於主要的調適必須依賴神經系統，選擇新生兒處於清醒時做評估，第一次評估時建議於出生最初6小時內執行，最好不要晚於出生24小時。如果新生兒生病、神經損傷或

因母體於待產和生產時使用藥物造成嚴重的新生兒鎮靜作用，則可延後「神經肌肉成熟度」評估，若懷疑小於26週早產兒最好於12小時內完成評估，以免誤差過大造成評估結果不準確。「新巴拉德評估表」主要分為神經肌肉成熟度(圖8-1之A)和身體成熟度(或稱生理成熟度)(圖8-1之B)兩大部分(李淑杏等，2019;陳月枝等，2017)。神經肌肉成熟度包含姿勢、方形窗(手腕)、手臂回縮力、膝膕間角度、圍巾徵象和腳跟至耳朵等六個項目，每項給-1~5分，總分最高可達25分。而身體成熟度，包含皮膚、胎毛、腳底表面、乳房、眼睛/耳朵和外生殖器等六個項目，每項給-1~5分，總分最高可達25分。兩大部分得分總和與成熟度分級表，對照圖8-1之C表後，即可得知新生兒的妊娠週數。當評估結果為妊娠週數小於35週時，新生兒應受到更緊密的觀察與照顧。

皮膚	黏的、脆弱的、透明的	膠狀紅色、透明的	光滑的粉紅色，可見到血管	表皮脫皮或有紅疹，可見一些血管	皮膚乾裂、蒼白，罕見血管	皮膚似羊皮紙深褶，不見血管	堅韌、乾裂起皺褶
胎毛	無	稀少	豐富的	稀薄的	出現無毛區域	大部分無毛	
足底表面	足跟至腳指40-50mm：-1 <40mm：-2	>50mm無皺褶	微紅記號	只有前部橫的皺褶	前2/3皺褶	整個腳掌有皺褶	
乳房	不能覺察到	很少覺察到	乳暈平坦無突起	乳暈有彩斑約1-2mm芽組織	乳暈突起約3-4mm芽組織	乳暈充盈約5-10mm芽組織	
眼睛／耳朵	眼皮閉合 鬆：-1 緊：-2	眼皮張開、耳翼扁平，保持褶疊	耳翼稍有弧度、柔軟可緩慢彈回	耳翼弧度良好、柔軟且可反彈	軟骨形成變硬、耳朵可很快彈回	軟骨厚、耳朵變硬	
生殖器(男性)	陰囊平滑	陰囊空微皺	睪丸在上方管內，罕見皺褶	睪丸開始下降、少皺褶	睪丸下降皺褶多	睪丸下降皺褶深	
生殖器(女性)	陰蒂突出、陰唇扁平	陰蒂突出和小陰唇變小	陰蒂突出和大陰唇變大	大小陰唇同樣突出	大陰唇變大，小陰唇變小	陰蒂及小陰唇完全覆蓋	

B

得分	週數
-10	20
-5	22
0	24
5	26
10	28
15	30
20	32
25	34
30	36
35	38
40	40
45	42
50	44

C

圖8-1　新巴氏新生兒成熟度評分表（New Ballard Score）(Ballard, et al., 1991) A. 神經肌肉成熟度。B. 身體成熟度。C. 成熟度。

二、關鍵行為及注意事項

執行新生兒評估時需呈現關鍵行為，包括臨床決策、無菌、避免情緒傷害、人際關係、避免身體傷害、親密連結 (bonding) 及教學 (Teaching) 等七個能力項目，每個項目下均有其關鍵行為。若新生兒評估關鍵行為未完成，則該考試不通過。

關鍵行為	注意事項
整個評估過程必須在老師面前執行正確的評估方法及實際操作	1. 須從較不具侵入性的步驟開始（視診和聽診），將較具侵入性的評估如深部觸診和臀部檢查，留到最後的階段。 2. 考生需有系統的評估，否則不斷重新評估易造成新生兒身體及情緒受傷害。 3. 考生評估新生兒時需注意保暖，避免不必要的暴露，否則即為身體受傷害而導致考試不通過。
向老師指出以下的特徵現象是否存在若有存在，必須指出位置) 1. 皮膚：任何破損、發炎	1. 任何一項評估內容均需依以下內容呈現，考生如有一項未完成說明，此考試則不通過。 2. 考生評估新生兒全身皮膚後需向考官明確說出：「新生兒的皮膚破損位置、有無發炎、是否有毒性紅斑、膿皰疹、蒙古斑位置，在眉間有一顆血管痣。」
2. 頭顱：囟門的位置、囟門凹陷或膨出、頭血腫、產瘤	1. 檢查頭血腫及產瘤時，考生需要觸診並加以區分。 2. 考生在檢查頭顱後向考官明確說出：「前後囟門位置及張力、頭血腫及產

	瘤，有無膨出或凹陷，如在左右頂骨上有一個產瘤。」
	3. 評估過程考生未適時將嬰兒翻身或評估囟門時，未說明有關張力的情形，則此次考試算未通過。
3. 眼睛：結合膜下出血及分泌物	1. 考生在視診眼睛後向考官明確說出：「眼睛的結合膜下無出血及眼睛分泌物情形。」 2. 檢查新生兒眼睛、抓握反射等，若其眼睛還緊閉、手緊握者而強行要用手來撥開，則容易使身體受傷害而導致。
4. 耳朵：耳朵上緣位置是否低於眼外眥連線	考生在檢查耳朵後向考官明確說出耳朵與眼睛外眥的位置關係：「耳朵的頂端位於眼外眥連線平行。」沒有低於眼外眥連線。
5. 鼻子：鼻翼搧動	考生在觀察鼻子後向考官明確說出：「鼻子分泌物及鼻翼搧動情形。」
6. 口腔：兔唇、顎裂	考生必須以手指觸診 (注意評估應包括上下牙齦處) 不能只用目視，否則考試失敗，並向考官說：「是否有無兔唇、顎裂。」
7. 胸部：肋間凹陷、劍骨凸出及呼吸時胸腹部起伏不一	考生在檢查胸部後向考官明確說出：「無肋間凹陷，劍骨凸出，胸腹部起伏一致。」
8. 腹部：臍根部分泌物，必須使用棉棒實際操作	1. 考生在檢查腹部後需向考官明確說出：「臍帶根部有無分泌物。」 2. 考生必須以棉棒擦拭臍根部以獲得正確

	評估結果，若僅以目視常導致錯誤的評估結果。
9. 背部：脊柱完整性有無脊裂	考生將新生兒採俯臥姿勢，以手指慢慢沿著脊柱確實執行檢查，向考官說新生兒：「是否有脊柱裂、脊柱挺直、完整與否。」
10. 臀部：臀部皺褶對稱（需拉腳檢視）、蒙古斑	考生在檢查臀部皺褶對稱時，須明確做出拉腳檢視動作，後向考官說：「新生兒臀部皮膚皺褶對稱與否，有無蒙古斑及蒙古斑部位。」
11. 生殖器 (1) 女嬰：大陰唇覆蓋小陰唇、陰道分泌物、處女膜懸垂物、假性月經 (2) 男嬰：睪丸下降需適當固定	1. 考生在檢查生殖器後向考官明確說出：「大陰唇覆蓋小陰唇，有無陰道分泌物，有無假性月經，有無處女膜懸垂物。」 2. 提醒考生檢查生殖器需正確做出來，輕柔的觸診陰囊兩側後，能夠向考官說：「尿道開口位置於龜頭前端，兩顆睪丸均已下降進入陰囊，陰囊無水腫。」
12. 肢體：左右腳趾或手指獨立分開各五	考生在檢查新生兒肢體後向考官明確說出：「四肢屈曲可對稱性移動，足底前三分之二有皺痕，左右腳趾和手指均獨立分開各五隻。」
13. 反射：搜尋反射、吸吮反射、驚嚇反射、抓握反射（手腳皆須測）、巴賓氏反射	1. 考生在檢查後向考官明確說出：「新生兒有搜尋反射、吸吮反射、驚嚇反射，抓握反射及巴賓氏反射呈陽性。」 2. 考生每漏掉一個反射未執行檢查為不通過，此部分反射檢查須明確說出新生兒有無斜頸或鎖骨骨折。

14.髖關節：歐式徵象、巴氏徵象、雙腿長短是否一致、有無脫臼	1. 考生需正確做出檢視雙腳是否一致的方法，若未做出為錯誤。 2. 歐式徵象、巴氏徵象錯誤等等，若未正確做出為未通過。

三、評分表

■考生姓名：＿＿＿＿＿＿　考官簽名：＿＿＿＿＿＿

■測驗項目：分娩技能　准考證編號：＿＿＿＿＿＿＿＿

關鍵行為	F	P	備註
1. 整個評估過程必須在老師面前執行正確的評估方法及實際操作			
2. 向老師指出以下的特徵、現象是否存在，若有存在必須指出位置)			
(1) 皮膚：任何破損、發炎			
(2) 頭顱：囟門的位置、囟門凹陷或膨出、頭血腫、產瘤			
(3) 眼睛：結合膜下出血及分泌物			
(4) 耳朵：耳朵上緣位置是否低於眼外眥連線			
(5) 鼻子：鼻翼搧動			
(6) 口腔：兔唇、顎裂			
(7) 胸部：肋間凹陷、劍骨凸出及呼吸時胸腹部起伏不一			
(8) 腹部：臍根部分泌物，必須使用棉棒實際操作			
(9) 背部：脊柱完整性有無脊裂			
(10) 臀部：臀部皺褶對稱（需拉腳檢視）、蒙古斑			
(11) 生殖器 　　‧女嬰：大陰唇覆蓋小陰唇、陰道分泌物、處女膜懸垂物、假性月經			

・ 男嬰：睪丸下降需適當固定			
(12) 肢體：左右腳趾或手指獨立分開各五			
(13) 反射：尋乳反射、吸吮反射、驚嚇反射、抓握反射(手腳皆須測) 、巴賓氏反射			
(14) 髖關節：歐式徵象、巴氏徵象、雙腿長短是否一致、有無脫臼			

考試結果：

□通過

□不通過，不通過之關鍵行為描述：＿＿＿＿＿＿＿＿＿＿＿＿＿

學生簽名：＿＿＿＿＿＿ 對考試結果意見：□同意，□不同意，

不同意原因：＿＿＿＿＿＿＿＿＿＿＿＿＿＿＿＿＿＿＿＿＿＿

考試老師簽名：＿＿＿＿＿＿ 協調老師簽名：＿＿＿＿＿＿

參考文獻

李淑杏等編著（2019）。產兒科護理技術。台北：華杏出版社。

沈淵瑤等著(2010)。新生兒身評與診斷。台北：華杏出版社。

高美玲等編著（2029）。實用產科護理。台北：華杏出版社。

陳月枝等編著（2017）。實用兒科護理。台北：華杏出版社。

Anekar, A. A., & Bordoni, B. (2020). Palmar Grasp Reflex. In *Stat-Pearls [Internet]*. StatPearls Publishing.

Ballard, J. L., Khoury, J. C., Wedig, K. L., Wang, L., Eilers-Walsman, B. L., & Lipp, R. (1991). New Ballard Score, expanded to include extremely premature infants. *The Journal of pediatrics*, *119*(3), 417-423.

Feldman, H. M., & Chaves-Gnecco, D. (2018). Developmental/behavioral pediatrics. Philadelphia, PA：Elsevier Academic Press.

Lee, A. C., Panchal, P., Folger, L., Whelan, H., Whelan, R., Rosner, B., ... & Lawn, J. E. (2017). Diagnostic accuracy of neonatal assessment for gestational age determination：A systematic review. *Pediatrics*, *140*(6), e20171423.

Lehman, R. K., & Schor, N. F. (2016). Neurologic evaluation. Philadelphia, PA：Elsevier.

Wogden, F., Norman, A., & Dibben, L. (2019). Treatment choice in adolescents with Cleft Lip and/or Palate: The importance of shared decision-making. *The Cleft Palate-Craniofacial Journal*, *56*(9), 1220-1229.

第九章　母乳哺育

方月吟　編著

　　是指指導產婦能依新生兒飢餓需求，運用適當的哺乳姿勢與技巧，使新生兒有效含乳及吃到足夠的奶水。

一、關鍵指標及相關學理

（一）向產婦說出以下三項適當哺乳時機

　　有關適當的哺乳時機，是指新生兒出現早期飢餓暗示時哺乳。所謂早期飢餓暗示是指新生兒主動搜尋乳房，張開嘴巴、吐出舌頭。產婦應了解這是新生兒的飢餓反應，而開始回應性餵食，此時若再等不到產婦哺餵，新生兒就會開始吃手、吸舔嘴唇。如果產婦仍然還沒發現新生兒的飢餓訊息，新生兒就會開始從小小聲的哭泣到放聲大哭，哭泣往往已經是新生兒餓到受不了的最後訊息，此訊息容易導致含乳不正確（王淑芳等，2020a; 王淑芳等，2020b; 台灣母乳哺育聯合學會，2012）。

　　新生兒飢餓暗示包括：

1. 主動尋乳。
2. 頭可能會轉來轉去。

3. 嘴巴如吸吮張開閉合，舌頭往下前方舔嘴唇。

4. 手指握緊靠近胸腹部。

5. 將手放入嘴裡。

（二）指導產婦哺乳姿勢並向其說出以下擺位原則

依產婦的身體狀況選擇適當的哺乳姿勢有助於放鬆，透過觀察下列哺乳姿勢的要點，來確認產婦是否需要進一步協助舒適姿勢擺位，如果看見產婦抱著新生兒同時看著新生兒，可自如地對新生兒說話，新生兒也可回應產婦且臉面向著產婦的乳房含乳，整體呈現出安全、有信心地與新生兒進行情感交流的氛圍，此時就可單純觀察與陪伴，不須介入。但針對產後初次哺乳，需引導產婦先選擇舒適的姿勢（見表9-1）並適當給與輔具支托，教導母親抱新生兒的正確姿勢並給予適當的身體支托，讓身體可以放鬆哺乳。（王淑芳等，2020a; 王淑芳等，2020b; 台灣母乳哺育聯合學會，2010）。

1. 正確哺乳姿勢及擺位原則

適當的輔具支托，有助於哺乳過程中舒適與放鬆，使其持續哺乳。要留意新生兒的安全維護，預防新生兒滑落。

2. 頭和身體成一直線，抱新生兒靠近乳房

新生兒身體成一直線，包括頭、頸部、肩膀、軀幹都呈現解剖學上自然的身體曲線，是新生兒最舒適的進食姿勢。

3. 新生兒面向產婦及其乳房

新生兒面相乳房，除了預防因頭扭轉導致的不舒服外，也比較容易有正確的含乳。

4. 嘴巴張得很大，趁勢由下往上含住一大口乳房

正確的含乳應該是不對稱性的含乳，新生兒的口低於乳頭，

以鼻子對準乳頭。產婦以乳頭誘發新生兒主動尋乳，觀察與等待新生兒嘴巴張得很大時，新生兒抬頭的由下往上方含上乳房，新生兒的頭會呈現上仰姿勢，此為不對稱性含乳。

5. 新生兒的身體緊貼著產婦，新生兒下巴與乳房貼緊

提醒產婦以支托新生兒的手臂，稍微自新生兒臀部推向自己身體，新生兒的頭部會順勢上仰且貼緊乳房。注意的是引導新生兒靠近產婦乳房，而非乳房去貼近新生兒的嘴。

6. 產婦及新生兒的身體重心都受到支托，尤其是新生兒的頭、肩與臀部

產婦以乳頭誘發新生兒主動尋乳，觀察與等待新生兒嘴巴張得很大時，敏銳地抱新生兒靠近自己，新生兒面向產婦的乳房，新生兒身體的重心都受到支托。

表9-1　各種哺餵母乳姿勢之要點與說明

哺餵母乳姿勢	要點	說明
生物滋養哺育法 (Biological Nurturing / Laidback breastfeeding)	1. 協助產婦採舒適的半躺姿 (leans back)。 2. 新生兒只穿尿布，放在產婦的胸腹前。 3. 確保產婦放鬆是優先考量，觀察新生兒面向著乳房，嘴巴張大，下巴貼緊乳房，新生兒身體貼緊產婦且受到良好支托。	借助重力的幫忙，新生兒能夠穩定地待在母親的胸腹部上，Colson, Meek 及 Hawdon 提及生物滋養哺育法的優點為誘發新生兒與促進哺乳相關的原始反射 (大約20種)，新生兒因為與產婦貼緊，能增加安定感與安全感。另外，因為更大範圍的肌膚接觸，新生兒能自由探

		索，而且新生兒的手不再礙事，頭部能自由擺動幫助定位，背部不須支撐。所以因為更能刺激新生兒尋乳及含乳，新生兒含乳的時間也較長，導致哺乳期(breast-feeding duration)較長。
搖籃式 (Cradle Position)	1. 舒適的姿勢坐在床上或椅子上，使新生兒的頭躺在產婦的手臂內側適當地支托。 2. 將新生兒下方的手環抱住產婦的身體，且新生兒腹部緊貼並面對著產婦的腹部。 3. 給予枕頭支托，減少母親手臂的緊張和疲累感，以及新生兒身體往下滑的情況。	1. 此為初次哺餵母乳的產婦最常用的姿勢。 生產完坐於醫院的床上不容易有支撐，可以提供板凳。 2. 生產時介入措施，如會陰切開術或剖腹產分娩、痔瘡可能會影響坐姿。

反向搖籃式 (Cross-cradle hold Position)	原則上要點如同搖籃哺餵姿，但左手抱新生兒餵右側乳房 1. 產婦舒適且手臂及腳受到適當支托。 2. 保持新生兒貼緊產婦，且身體呈一直線。 3. 善用輔具支撐產婦及新生兒的重心，減少持續維持同一姿勢的疲憊或鬆弛。	通常使用在早產兒
橄欖球抱姿 (Clutch or Football Hold)	1. 產婦舒適放鬆地坐在椅子或床上，在餵乳側的手臂下放置一個枕頭，並環繞新生兒的後背下方，手掌托住新生兒的頭頸部且靠近同側乳房，產婦的另一手可以支托並扶助乳房。 2. 新生兒的手臂可以自然放在產婦乳房的周圍。	1. 通常適用於新手產婦或含乳困難的新生兒。 2. 對於剖腹產或較大乳房的產婦會有幫助，使可以看見新生兒的臉及比較好控制新生兒的頭部。 3. 壓迫新生兒的後枕部或腿部可能導致新生兒的踏步反射，出現呈現背部屈曲的姿勢。

側臥姿 (Lying-down Position)	1. 產婦側臥，新生兒也側臥，與新生兒身體相對，使產婦的腹部接觸新生兒的腹部。 2. 嬰兒頭部靠近產婦的乳房。 3. 使用枕頭給予側臥時的後背及雙腿間的支托。	1. 床上側臥姿勢產婦比較輕鬆，適合於夜間哺餵或剖腹產分娩後的產婦採用。 2. 有些產婦會因為覺得看不見新生兒的臉，沒有安全感，覺得比較困難。 3. 要同時指導母嬰同床睡眠安全的注意事項。

（三）依據圖片（由現場提供）說出正確含乳表徵二項及不正確含乳表徵二項

　　所謂「含得好，才吃得到」，含奶正確攸關是否能夠有效地移出奶水。新生兒正確含乳，是讓新生兒吃到足夠母奶的必要條件，正確含乳的四項觀察指標為：相對位置、相對角度、乳房內組織、舌頭位置。關鍵行為在於「新生兒抬頭看，含上一大口乳房」，也就是所謂「不對稱性含乳」，由新生兒主導張大嘴就乳，就在強調「相對位置與相對角度」中新生兒抬頭的由下往上方含上乳房，產婦上方的乳暈露出來的比較多，以及新生兒嘴巴自然張大的角度。另外觀察新生兒含乳中「乳房內組織與舌頭位置」，正確含乳注意新生兒舌頭的位置：1.新生兒伸長舌頭且越過下牙齦，並且位在乳暈下方。2.新生兒舌頭呈現「U字型」包裹乳房組織向外延展。像似舌頭含住一個「奶嘴狀」的乳房組織

(王淑芳等，2020a; 王淑芳等，2020b; 台灣母乳哺育聯合學會，2012)。

1. 正確認含乳的表徵

    (1) 不對稱性含乳

    強調不對稱含乳，也就是激活新生兒「想吃」的主動表現，嗅覺刺激可以幫助新生兒頭部上仰，以維持由下往上之不對稱性含乳。

    (2) 新生兒嘴上方乳暈露出比下方乳暈多

    新生兒口中含入大部分的乳暈，以及其下方大部分的乳房組織，包含乳暈下方的乳管膨大部分，外在觀察點，通常是新生兒下巴附近的乳暈幾乎看不見，新生兒上唇方向的乳暈露出來比較多，產婦上方的乳暈露出來的比較多。

    (3) 下嘴唇外翻

    (4) 雙頰飽滿

    新生兒藉由正確含乳將口腔製造部份真空狀態，將奶水吸入口中，雙頰呈現飽滿。

    (5) 新生兒嘴巴張得很大

    由新生兒主導張大嘴就乳，強調「相對位置與相對角度」中，新生兒抬頭由下往上方含上乳房。

    (6) 下巴貼著乳房

    一般人喝水時，稍微仰頭，觸碰杯子作為支撐參照點，可以避免液體嗆入口中，所以新生兒會由下往上含住一大口，新生兒下巴貼緊乳房就是為支點或參照點。

2. 不正確含乳的表徵

    (1) 吸奶時發出嘖嘖聲。

(2) 新生兒下巴沒有碰到乳房。

(3) 嘴張得不夠大。

(4) 嘴唇往前噘或是下唇內翻。

(5) 兩頰在吸奶時凹進去或是緊張的。

(6) 新生兒嘴下面的乳量較上面多。

（四）向個案說明新生兒吃飽的徵象至少二項

哺乳過程中時，新生兒舒服的自己放開乳房，看起來很滿足而有睡意，通常意味著吃飽了。當然也可能是中場休息，如果產婦在新生兒還未吃飽將其抱離乳房，新生兒通常會快速的再度開始吸吮，有效能的吸吮。但若幾次之後就又入睡，也許表示新生兒已經吃飽了，此情況可以依個案的意願，必要時尋求協助安撫新生兒方式(王淑芳等，2020b；台灣母乳哺育聯合學會，2010)。

反之，如果只要新生兒吸吮暫停，產婦就以為新生兒吃飽了，或是因為想讓新生兒能吸另一邊乳房，而快速將新生兒抱離乳房，此時新生兒可能會生氣，或是因為沒有攝取足夠的後段乳汁的高熱量脂肪，致使在較短時間內又覺得肚子餓，此情形容易使個案懷疑自己奶水不夠(王淑芳等，2020；台灣母乳哺育聯合學會，2010)。

合理的哺乳時間該多久？哺乳該如何結束？新生兒每次確切的吃奶時間長短不重要，隨著新生兒的個性、吃奶的環境、產婦當時的身體狀況的不同而有所不同，如果餵奶時間非常長(超過一小時以上)，或非常短(少於5分鐘)，表示有其他影響哺乳潛在問題(王淑芳等，2020b)。

提供個案下列判斷新生兒吃飽的表徵，有助於個案了解哺乳結束時機：

1. 新生兒看起來滿足有睡意/睡著了

　　新生兒吃奶和成人一樣，吃飽了就會自然放下碗筷，輕鬆地向後躺的休息，同樣的新生兒吃飽了會自己放開乳房，看起來有睡意。

2. 吸吮動作減緩

　　新生兒的吸吮速度與奶水流速，呈現反比關係，亦即奶水流速快，新生兒二次吸吮的間隔較長且速度較慢，而流速減緩時，吸吮的間隔可能較短且速度較快。因此當嬰兒已漸漸吃飽或感到睡意，則每一波吸吮之間的間隔會漸漸拉長，吸吮動作變慢。

3. 推離哺乳者之動作

　　當新生兒吃飽了，會嘗試放開乳房時，會用雙手或身體推離乳房。

4. 四肢伸展開來：同1.

（五）向個案示教新生兒離開乳房的技巧一項

　　當新生兒吃飽了、睡著了，但沒有放開乳房時，為了避免新生兒含乳睡覺，故需協助新生兒離開乳房。執行離乳技巧時需小心，避免直接將乳頭從嬰兒口中拉出，容易造成乳頭受傷，因此運用下列技巧可以防止乳頭受傷(王淑芳等，2020b)：

　　1. 將食指輕輕地按壓新生兒下巴，使其鬆開嘴巴。
　　2. 教導個案先用將小指沿著新生兒嘴角放入口中，解除與乳房的密合後，輕輕以指頭將乳頭帶出來。

（六）個案能回答以下問題至少一項

　　1. 適當哺乳時機。
　　2. 正確含乳表徵。

3. 吃飽的徵象。

相關學理如前述。

（七）個案能執行以下列哺餵技巧至少一項

1. 哺乳姿勢擺位。

2. 離開乳房的技巧。

相關學理如前述。

（八）過程中至少讚美產婦一次

哺乳過程中，心理支持能增加母乳哺育的信心，促使成功哺乳，因此讚美個案是相當重要的，讚美時應該具體地說出個案做得好的部分(王淑芳等，2015)。

二、關鍵行為及注意事項

關鍵行為	注意事項
（一）向產婦說出以下三項適當哺乳時機： 1. 主動尋乳。 2. 頭可能會轉來轉去。 3. 嘴巴如吸吮張開閉合，舌頭往下前方舔嘴唇。 4. 手指握緊靠近胸腹部。 5. 將手放入嘴裡。	1. 所謂適當時機，乃是以新生兒需求為導向觀察飢餓暗示，受試者應優先向新生兒說出新生兒早期飢餓暗示，當向產婦說出主動尋乳時，需舉例說明徵象，讓產婦能理解。哭泣通常是晚期的飢餓徵象不是新生兒早期飢餓暗示。 2. 需說出三項哺乳時機，考試才算通過。

(二) 指導產婦哺乳姿勢並向其說出以下擺位原則：	1. 向產婦說明指導過程會以模型示範操作，並請產婦選擇自己最舒適的姿勢，必要介入協助修正姿勢擺位時，需經產婦同意。
1. 確認產婦與新生兒的姿勢都要舒服且安全。	2. 採生物滋養哺育法之產婦，無須刻意去抱新生兒，在維護安全情況下，產婦可以自然順勢以手臂環抱住新生兒，需注意新生兒安全，避免滑落。
2. 新生兒頭和身體成一直線，抱新生兒靠近乳房。	
3. 新生兒面向產婦及其乳房	
4. 嘴巴張得很大，趁勢由下往上含住一大口乳房。	3. 肩頸、手、腰背及腿支托，可以用枕頭、軟墊或被子來支撐產婦的身體，未適當支托，考試則不通過。
5. 新生兒的身體緊貼著產婦，新生兒下巴與乳房貼緊。	
6. 產婦及新生兒的身體重心都受到支托，尤其是嬰兒的頭肩與臀部。	4. 向產婦詢問感覺是否舒適，肢體是否有放鬆感，若個案表示不舒適時，受試者需再調整哺乳姿勢，直到產婦覺得舒適得宜，若未調整姿勢考試不通過。
	5. 指導姿勢擺位過程中，需逐一說出擺位原則，缺少任何一項者，本考試結果為不通過。

(三)依據圖片向產婦說出並指出正確含乳表徵二項及不正確表徵二項。 正確含乳表徵： 1. 不對稱性含乳：由下往上含住一大口。 2. 新生兒嘴上方乳暈露出比下方乳暈多。 3. 下嘴唇外翻。 4. 雙頰飽滿。 5. 新生兒嘴巴張得很大。 6. 下巴緊貼著乳房。 不正確含乳表徵： 1. 吸奶時發出嘖嘖聲。 2. 新生兒下巴沒有碰到乳房。 3. 他的嘴張得不夠大。 4. 嘴唇往前噘或是下唇內翻。 5. 兩頰在吸奶時凹進去或是緊張的。 6. 新生兒嘴下面的乳暈較上面多。	1. 需依據圖片向產婦說明並指出圖片中正確含乳的表徵及不正確含乳的表徵，若只有說出未指出，或是只有指出未說出正確與不正確表徵，則考試不通過。
(四)向產婦說明新生兒吃飽的徵象至少二項： 1. 新生兒看起來滿足有睡意/睡著了。	需完整說出二項吃到奶水表徵考試才算通過。

2. 吸吮動作減緩，自然等待新生兒鬆開口。 3. 推離哺乳者之動作。 4. 四肢伸展開來。	
(五)向產婦示教新生兒離開乳房的技巧至少一項： 1. 將食指輕輕地按壓新生兒下巴，使其鬆開嘴巴。 2. 教導產婦先用小指沿著新生兒嘴角放入口中，解除與乳房的密合後，輕輕以指頭將乳頭帶出來。	以模型示範操作，過程中動作，不論是壓新生兒下巴或是小指放入新生兒口中的過程中，動作必須輕柔，避免將小指強行塞入新生兒口中，而造成新生兒口腔黏膜損傷，若指導過程中導致新生兒損傷，此項考試則不通過。
(六)產婦能回答以下問題至少一項： 1. 適當哺乳時機。 2. 正確含乳表徵。 3. 吃飽的徵象。	此項為評價行為，考生應了解所教導的內容，產婦是否能正確回答問題，若產婦無法正確回答時，考生必須再次向產婦說明，直到產婦能正確回答問題。若產婦無法正確回答任何一項問題，此次考試則不通過。
(七)產婦能執行以下列哺餵技巧至少一項： 1. 哺乳姿勢擺位。 2. 離開乳房的技巧。	此項為評價行為，考生應了解所教導的內容，產婦是否能正確執行，若產婦無法正確執行時，考生必須再次向產婦指導，直到產婦能正確執行。若產婦不能正確執行哺乳技巧時，此次考試則不通過。

(八) 過程中至少讚美產婦一次。	教學指導過程中,讚美產婦做得好的部分,建立其信心並鼓勵持續。例如:產婦正確執行新生兒離開乳房的技巧時,可以對產婦說:「媽媽,您剛剛在新生兒吃飽時,有用食指輕輕地按壓新生兒下巴,再讓新生兒離開乳房,做得很棒。」

三、評分表

■考生姓名：＿＿＿＿＿＿＿　考官簽名：＿＿＿＿＿＿＿

■測驗項目：母乳哺育　准考證編號：＿＿＿＿＿＿＿＿＿

評分項目	F	P	備註
1. 向產婦說出以下三項適當哺乳時機： (1) 主動尋乳。 (2) 頭可能會轉來轉去。 (3) 嘴巴如吸吮張開閉合，舌頭往下前方舔嘴唇。 (4) 手指握緊靠近胸腹部。 (5) 將手放入嘴裡。			
2. 指導產婦哺乳姿勢並向其說出以下擺位原則： (1) 確認產婦與新生兒的姿勢都要舒服且安全。 (2) 新生兒頭和身體成一直線，抱嬰兒靠近乳房。 (3) 新生兒面向產婦及其乳房。 (4) 嘴巴張得很大，趁勢由下往上含住一大口乳房。 (5) 新生兒的身體緊貼著產婦，嬰兒下巴與乳房貼緊。 (6) 產婦及新生兒的身體重心都受到支托，尤其是新生兒的頭肩與臀部。			

3. 依據圖片說出正確含乳表徵二項及不正確表徵二項： 　(1) 不對稱性含乳：由下往上含住一大口。 　(2) 新生兒嘴上方乳暈露出比下方乳暈多。 　(3) 下嘴唇外翻。 　(4) 雙頰飽滿。 　(5) 新生兒嘴巴張得很大。 　(6) 下巴緊貼著乳房。			
4. 向產婦說明嬰兒吃飽的徵象至少二項： 　(1) 新生兒看起來滿足有睡意/睡著了。 　(2) 吸吮動作減緩，自然等待新生兒鬆開口。 　(3) 推離哺乳者之動作。 　(4) 四肢伸展開來。			
5. 向產婦示教新生兒離開乳房的技巧一項： 　(1) 將食指輕輕地按壓新生兒下巴，使其鬆開嘴巴。 　(2) 教導產婦先用將小指沿著新生兒嘴角放入口中，解除與乳房的密合後，輕輕以指頭將乳頭帶出來。			
6. 產婦能回答以下問題至少一項： 　(1) 適當哺乳時機。 　(2) 正確含乳表徵。 　(3) 吃飽的徵象。			

7. 產婦能執行以下哺餵技巧至少一項： 　(1) 哺乳姿勢擺位。 　(2) 離開乳房的技巧。			
8. 過程中至少讚美產婦一次。			

考試結果：□通過　□不通過，不通過之關鍵行為描述：_____

_____

學生簽名：_____，對考試結果意見：□同意，□不同意

不同意原因：_____

_____

考試老師簽名：_____　協調老師簽名：_____

參考文獻

台灣母乳哺育聯合學會(2012)。母乳哺育訓練課程講師指南。台北:台灣母乳哺育聯合協會。

王淑芳總校閱(2015)。母乳哺育─理論與實務(新版)。台北:台灣母乳哺育聯合協會

王淑芳總校閱(2020a)。泌乳支持技巧操作手冊。花蓮:華人泌乳顧問協會出版。

王淑芳總校閱(2020b)。實證泌乳全科學I。花蓮:維兒國際教育股份有限公司出版。

鍾聿琳、高千惠、吳祥鳳、高美玲、郭素珍、曾秀瑜(2000)。產科臨床護理專業能力鑑定指標與過程。台北:合計圖書出版社。

Colson,S. D., Meek,J. H., Hawdon,J. M. (2008). Optimal positions for the release of primitive neonatal reflexes stimulating breast-feeding. *Early Human Development, 84*, 441-449. doi:10.1016/j.earlhumdev.2007.12.003

國家圖書館出版品預行編目(CIP)資料

助產實務健康照護/李嘉雯,周雪棻,高美
玲,張靜宜,方月吟編著 ; 高千惠主編.
-- 初版. -- 新竹縣竹北市 : 方集出版社
股份有限公司, 2021.09
面 ; 公分

ISBN 978-986-471-314-1 (平裝)

1. 助產教育

417.4   110014135

助產實務健康照護

主編　高千惠

編者　高美玲　周雪棻　李嘉雯　張靜宜　方月吟

發 行 人：賴洋助
出 版 者：方集出版社股份有限公司
聯絡地址：100 臺北市中正區重慶南路二段 51 號 5 樓
公司地址：新竹縣竹北市台元一街 8 號 5 樓之 7
電　　話：(02) 2351-1607　　傳　　真：(02) 2351-1549
網　　址：www.eculture.com.tw
E - m a i l：service@eculture.com.tw
出版年月：2021 年 09 月 初版
定　　價：新臺幣 300 元

ISBN：978-986-471-314-1 (平裝)

總經銷：聯合發行股份有限公司
地　址：231 新北市新店區寶橋路 235 巷 6 弄 6 號 4F
電　話：(02)2917-8022　　　傳 真：(02)2915-6275